CHIRURGIE IN EINZELDARSTELLUNGEN

BAND 14

H. FLÖRCKEN / CHIRURGIE DER SCHILDDRÜSE

DIE CHIRURGIE DER SCHILDDRÜSE

FÜR CHIRURGEN, ÄRZTE UND STUDIERENDE AUF GRUND EIGENER ERFAHRUNGEN

VON

PROF. DR. HEINZ FLÖRCKEN
CHEFARZT DER CHIRURGISCHEN KLINIK DES ST. MARIENKRANKENHAUSES
FRANKFURT a/M.

UNTER MITWIRKUNG VON

DR. MED. RUDOLF HÜRTHLE
ST. MARIENKRANKENHAUS
FRANKFURT a/M.

und

DR. MED. GEORG SCHOLZ
ST. MARIENKRANKENHAUS
FRANKFURT a/M.

1 9 5 1

WALTER DE GRUYTER & CO.

VORM. G. J. GÖSCHEN'SCHE VERLAGSHANDLUNG · J. GUTTENTAG, VERLAGSBUCHHANDLUNG · GEORG REIMER · KARL J. TRÜBNER · VEIT & COMP.

BERLIN W 35

Archiv-Nr. 51 52 51/14. Printed in Germany

Druck: Hermann Wendt G.m.b.H., Berlin W 35

„Gerade bei der Operation des Kropfes hat der Chirurg Gelegenheit, zu zeigen, was er kann."

Aus einem Gespräch mit EUGEN ENDERLEN.

Vorwort

Wer auf einem bestimmten Gebiete der Medizin besonders eingehende Erfahrungen machen kann, hat zum Wohle der leidenden Mitmenschen die Verpflichtung zur Veröffentlichung. Dieser Gedanke hat mich bei der Abfassung des kleinen Buches geleitet, das fast ausschließlich auf eigener Praxis aufbaut[1]). Die bei uns übliche Zusammenarbeit mit den Vertretern der anderen Sonderfächer in unserem Krankenhause am Krankenbett und im Operationssaal war Veranlassung, Herrn Dr. RUDOLF HÜRTHLE, den Chefarzt unserer Medizinischen Klinik, und Herrn Dr. GEORG SCHOLZ, den Chefarzt der Hals-, Nasen-, Ohren-Abteilung zur Mitarbeit heranzuziehen. Beiden Herren danke ich auch an dieser Stelle für ihre wertvollen Beiträge, ohne die das Buch ein Torso geblieben wäre.

Die alte Liebe für die Chirurgie der Schilddrüse kommt von meinem hochverehrten Lehrer EUGEN ENDERLEN, dem Meister der Chirurgie, der gerade das gewöhnlich anatomisch sehr übersichtliche Operieren an der Schilddrüse besonders schätzte und in höchster Vollendung übte; dabei reizte ihn auch die Tatsache, daß bei dieser Operation jederzeit Verhältnisse eintreten können, die rascheste Entschließungen fordern. In einer sehr exakten Arbeit gemeinsam mit meinem früheren Mitassistenten G. HOTZ schuf ENDERLEN die Grundlage für die jetzt wohl allgemein geübte doppelseitige Resektion mit Unterbindung aller vier Gefäße (Ztschr. f. angew. Anat. u. Konstitutionslehre, 3., 3., 1920).

Das kleine Buch widme ich denn auch dem Andenken meines allzu früh verstorbenen Freundes und Mitassistenten GERHARD HOTZ, später Ordinarius für Chirurgie an der Universität Basel, sowie der Erinnerung an meinen Ende 1950 verschiedenen Freund ERNST RUPPANNER, ebenfalls ENDERLEN-Schüler, später Chefarzt des Krankenhauses in Samaden-Engadin, ihm verdanke ich die Erlaubnis der Schweizerischen Gesellschaft für Chirurgie zur Benutzung des „Einlageblattes für Struma" wie es in der Schweiz allgemein gebräuchlich ist.

Frankfurt a. Main, im August 1951 — Heinz Flörcken

[1] Bis 31. Dez. 1950 wurden an meiner Klinik rund 9000 Schilddrüsenoperationen ausgeführt.

Inhalt

Vorbemerkung

Operationen an der Schilddrüse betreffen vorwiegend die gutartigen und bösartigen Schwellungen des Organs, die wir trotz großer morphologischer und klinischer Mannigfaltigkeit mit dem Sammelnamen Struma, Kropf bezeichnen. (WEGELIN). Ihre Behandlung nimmt den weitaus ersten Platz ein, und erst in großem Abstand folgen die akute und die chronische Thyreoiditis und Strumitis sowie die spezifischen Erkrankungen (Tuberkulose, Lues) der Drüse und das eigentümliche Krankheitsbild der „eisenharten Struma" (RIEDEL). Verletzungen der normalen und strumösen Schilddrüse sind nicht sehr häufig. Zu berücksichtigen sind endlich noch Eingriffe an einer an sich gesunden Schilddrüse zur Beeinflussung gewisser Herzkrankheiten.

I. Zur Einführung

Entwicklungsgeschichtliches

Zum Verständnis einiger morphologischer und topographischer Eigentümlichkeiten sei ein kurzer Hinweis auf die Entwicklung der Schilddrüse gegeben. Die erste Anlage findet sich in einer medianen unpaarigen Epithelausbuchtung der ventralen Wand der Kopfdarmhöhle, diese Anlage ist rein entodermal. Strittig ist die Beurteilung einer lateralen paarigen Anlage der sogenannten postbranchialen Körper. Nach GETZOWA (Virchows Arch. 1907 und 1911) ist wahrscheinlich, daß Teile des postbranchialen Körpers beim Menschen häufiger erhalten bleiben, sie sind intrathyreoidal in der Gegend des oberen Epithelkörperchens zu finden, eine Beteiligung am Schilddrüsenaufbau hält GETZOWA auf Grund ihrer genauen Untersuchungen für unbewiesen.

Von der Hauptmasse der Thymusanlage, die mit der Epithelkörperchenanlage aus der 3. und 4. Kiementasche kommt, können sich kleine Teile ablösen und sich als akzessorische äußere Läppchen in der Nähe der Epithelkörperchen der 3. Kiemenspalte anordnen, zuweilen vereinigen sich auch abirrende Thymusanteile nicht mit der Hauptthymusmasse, sondern gliedern sich der medianen Schilddrüsenanlage an und werden von ihr eingeschlossen.

Auch Anteile der Kiemenbögen selbst können mit eingeschlossen werden, und da diese außer dem äußeren ektodermalen Blatt noch ein zwischengeschobenes mesodermales Blatt besitzen, kann der Schilddrüsenapparat ektodermale, mesodermale und entodermale Elemente in sich vereinigen. Der Einschluß ektodermaler Elemente spielt dabei für die Entstehung wenigstens eines Teiles der seltenen Plattenepithelkarzinome eine Rolle, andere

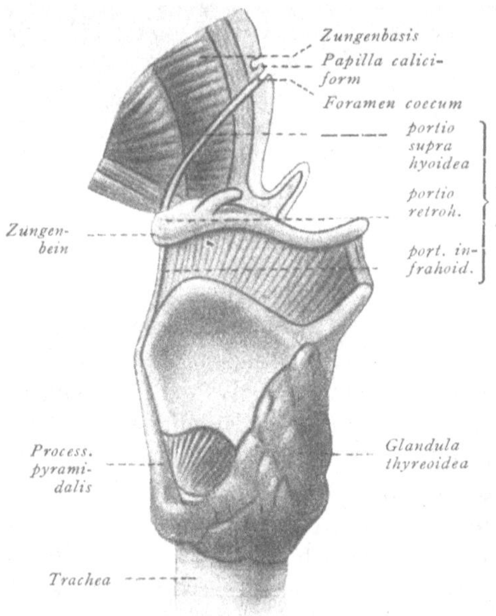

Abb. 1. Schilddrüse, Seitenlappen, Isthmus, Proc. pyramidalis und Verlauf des Duct. thyreoglossus von der Seite gesehen. Nach H. KLOSE „Chirurgie der Basedowkrankheit", Enke-Stuttgart.

nehmen vom Ductus thyreoglossus ihren Ausgang, der zum Teil mit Plattenepithel ausgekleidet ist. Das Vorhandensein eines mesodermalen Blattes ist für die Erklärung anderer Geschwulstformen (Mischgeschwülste) von Bedeutung.

Von der medianen Schilddrüsenanlage zieht sich die Epithelknospe schlauchartig mit dem verdickten Ende nach unten und liegt zunächst in der Gabel des Truncus arteriosus. Wenn das Herz abwärts rückt ändert sich diese Lagebeziehung, sie erklärt aber das Vorkommen von Schilddrüsengewebe bis abwärts zum Aortenbogen. Eine sogenannte Struma aberrans mediastinalis oder intrathoracica findet so ihre Erklärung. Der Ductus thyreoglossus entsteht aus dem epithelialen Stiel, der vorerst mit dem Pharynx in Verbindung bleibt, bei Embryonen von 8 mm Länge ist dieser epitheliale Stiel gewöhnlich schon abgetrennt, die Abschnürungsstelle liegt entweder nahe an der Organanlage oder nahe am Pharynx oder in der Mitte zwischen beiden. Die seltene Struma baseos linguae und die oft recht hartnäckige mediane Halszyste stehen damit in Zusammenhang (Abb. 1).

Anatomie und Topographie der Schilddrüse

Die beiden Schilddrüsenhälften sind verbunden durch eine schmälere oder breitere Brücke vor der Trachea, dem Isthmus. Zuweilen fehlt diese Verbindung, wie es bei einigen Tierarten (Katze, Hund, Ziege) die Regel ist. Für die praktische Chirurgie von Bedeutung ist der manchmal zu einem Lobus pyramidalis ausgewachsene Processus pyramidalis, der vor dem Schildknorpel rechts oder links von der Mittellinie nach kranialwärts zum Zungenbein zieht. Der Lobus

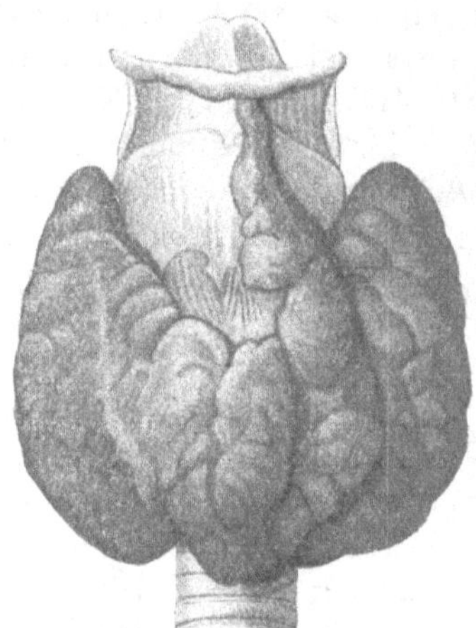

Abb. 2. Große, doch noch als normal zu bezeichnende Schilddrüse einer 33jährigen Frau mit auffallend dickem und plumpen Isthmus. Auch der Lobus pyramidalis ist erheblich entwickelt. Nach H. KLOSE (l. c.).

pyramidalis ist gewöhnlich an der Kropfbildung beteiligt, und es ist wichtig, daß bei der Operation der ganze Lappen mitentfernt wird, es kommt sonst zur Ausbildung des recht häßlichen Pyramidalis-Rezidivs (Abb. 2). Auch Entwicklung eines Lobus pyramidalis auf beiden Seiten kommt vor. Die Größe einer normalen Schilddrüse variiert nach Alter, Geschlecht und Landschaft außerordentlich. Während in kropffreien Gegenden jede sichtbare Schilddrüse schon als kropfverdächtig bezeichnet werden muß, ist dieser Zustand in der Umgebung endemischer

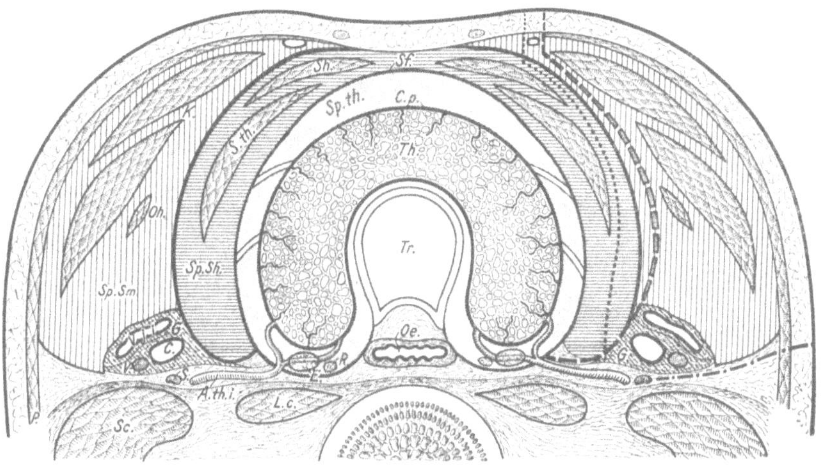

Abb. 3. A. th. i. Arteria thyreoidea inferior; C. Carotis; C. p. Capsula propria; E. Epithelkörperchen; K. Kopfnicker; L. c. Musc. longus colli; Oe. Ösophagus; Oh Musc. omohyoideus; P. Platysma; R. Rekurrens; S. Sympathikus; Sc. Musc. scalenus; Sf. Schilddrüsenfaszie; Sh. Musc. sternohyoideus; S. th Musc. sternothyreoideus; Sp. Sm. Spatium sternomastoideum; Sp. Sh. Spatium sternohyoideum; Sp. th. Spatium thyreoideum; G. Gefäß-Spalt; V. Nervus vagus; V. J. i. Vena jugularis interna; Tr. Trachea. (Nach DE QUERVAIN.) Nach GULEKE, Chirurgie der Nebenschilddrüsen, Enke-Stuttgart.

Kröpfe bedeutungslos. Straffe Bindegewebszüge verbinden den Isthmus und die Seitenlappen mit der Trachea, hier verlaufen mehrere kleine, aber für die Ernährung wichtige Gefäße, die auch nach Unterbindung der vier Hauptarterien die Ernährung des Kropfrestes sicherstellen.

Die Schilddrüse ist umgeben von einer bindegewebigen Kapsel, die nicht ablösbar ist. Von ihr ziehen Septen zwischen die Drüsenlappen. Auf der Rückseite liegen außerhalb der Kapsel, aber durch lockeres Bindegewebe mit ihr verbunden, die Epithelkörperchen. Diese innere Kapsel wird umgeben von einem lockeren Bindegewebe, durchzogen von ein- und austretenden Gefäßen. Beim Schlucken bewegt sich die Schilddrüse in diesem Bindegewebe auf- und abwärts. Nach außen kommt jetzt eine zweite Bindegewebslage, die sogenannte äußere Kapsel, die mit dem Faszienüberzug der geraden Halsmuskeln Mm. sterno-hyoideus, sterno-thyreoideus und M. omo-hyoideus zusammenhängt.

Die beiden Muskelschichten M. sterno-hyoideus (oberflächlich) und sterno-thyreoideus (tiefer) sind durch Faszien gut voneinander abgegrenzt und erscheinen auch bei der Operation in zwei Schichten (Abb. 3).

Zwischen der äußeren und inneren Kapsel, im sogenannten Spatium thyreoideum geht der Chirurg bei der Kropfoperation ein; die Auslösung der Schilddrüse gelingt so ohne Nebenverletzungen[1]). Der Eintritt der Aa. thyreoideae superiores (Aa. thyr. craniales) erfolgt am oberen

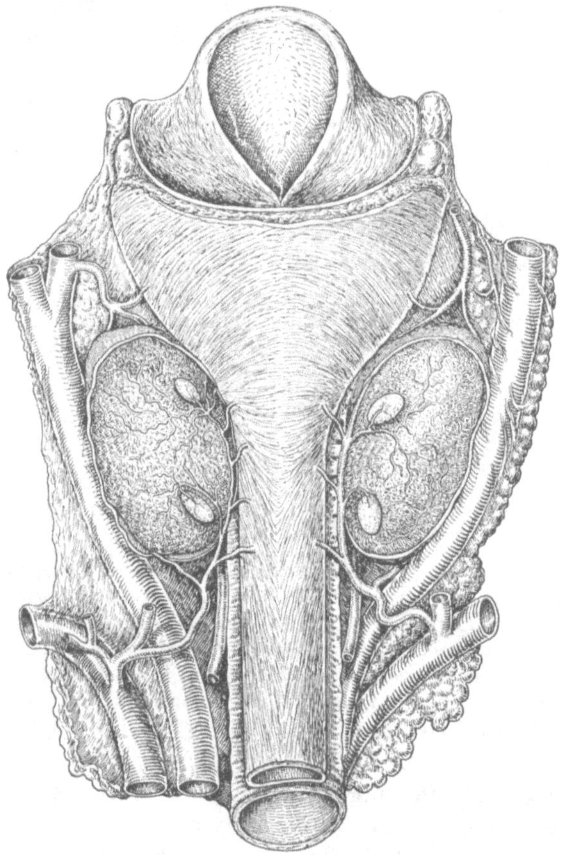

Abb. 4. Lage der Epithelkörperchen des Menschen (nach HALSTED und EVANS).

Pol, meist in Form eines vorderen (ventralen) und eines hinteren (dorsalen) Astes. Die A. thyreoidea inferior (caudalis) tritt von der Rückseite in der Nähe des unteren Poles in das Organ ein. Die abführenden Venen kommen ebenfalls vor allem aus dem oberen Pol, aber auch aus der seitlichen, hinteren und unteren Schilddrüsenoberfläche.

---

[1]) Nach PHILIP THOREK (Am. journ. of surg. July 1949) ist die Annahme einer einheitlichen Kapsel, die die Schilddrüse im ganzen umgibt, irrig; es bestehen vielmehr zwei voneinander getrennte Scheiden: der prä- und der postthyreoidale Raum, die Grenze bildet ein Gewebsstiel mit der mittleren Schilddrüsenvene (der sog. KOCHERschen Vene), erst nach ihrer Durchtrennung ist der Zugang frei.

Für das operative Vorgehen sehr wichtig ist die Lage der Epithelkörperchen, für die bei nicht seltenen Varianten als Norm gilt, daß auf jeder Seite ein oberes und ein unteres Epithelkörperchen hart an der Schilddrüse im Spatium thyreoideum liegt, und zwar findet sich das obere Epithelkörperchen in der Höhe des unteren Randes des Ringknorpels oder zwischen diesem und dem oberen Rande des Isthmus im Winkel zwischen Trachea, Ösophagus und Schild-

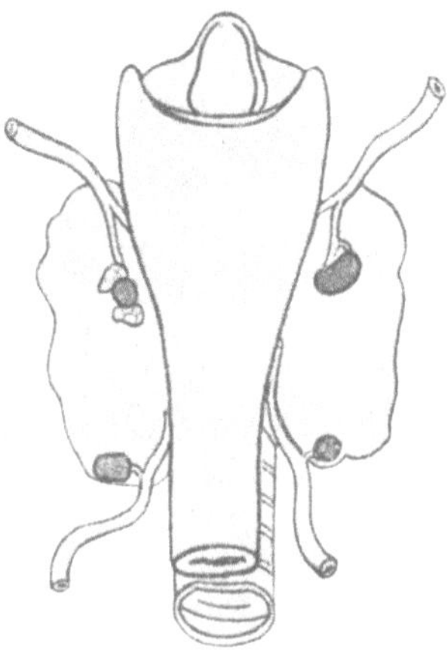

Abb. 5

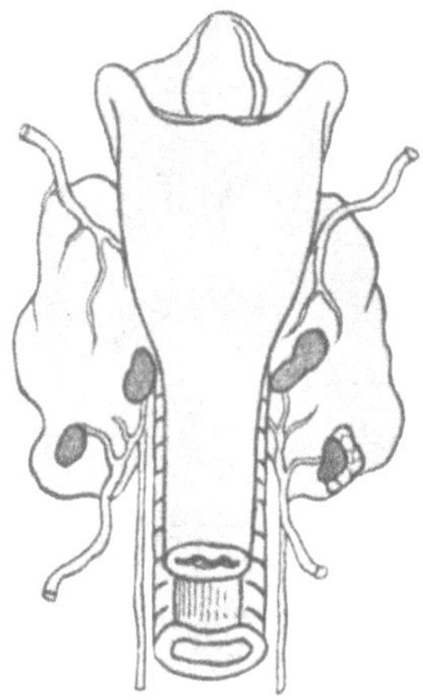

Abb. 6

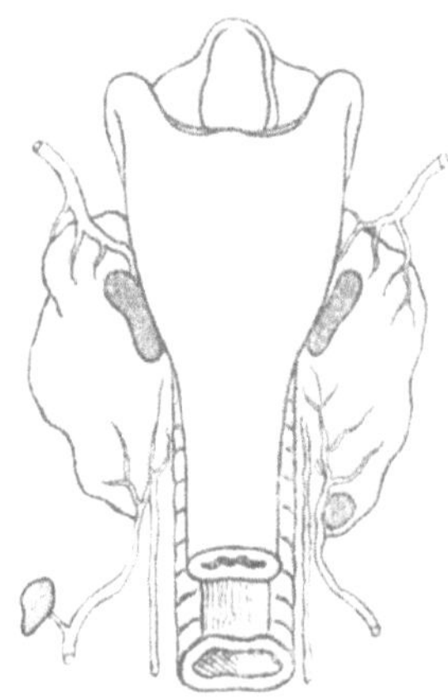

Abb. 7

Abb. 5. Halsorgane eines 55jährigen Mannes. Das linke obere E. K. liegt etwas tiefer als das rechte obere und zwar in der Höhe des II. Trachealringes zwischen zwei Thymusläppchen eingebettet.

Abb. 6. Halsorgane einer 45jährigen Frau. Das rechte untere E. K. ist von einem Thymusläppchen von außen her umgeben. Das linke untere E. K. ist nach außen verlagert.

Abb. 7. Das linke untere E. K. liegt tief in der Höhe des IX. Trachealringes, die anderen E. K. liegen normal nach Klose l. c.

drüse. Meist nahe oberhalb der Teilungsstelle der A. thyr. inf. (caudalis) gelegen, kann es weiter nach kranialwärts rücken, meist in nächste Nähe einer Anastomose zwischen A. thyr. inf. (caudalis) und superior (cranialis). Der N. recurrens liegt fast immer medial, also näher an der Schilddrüse.

Die Lage der unteren Epithelkörperchen variiert erheblich. Als Norm gilt die Lage in der Nähe der Teilungsstelle der A. thyr. inf. (caudalis) hinter dem unteren Drittel der Schilddrüse, und zwar weiter ventralwärts als das obere Epithelkörperchen (Abb. 4).

Der N. recurrens liegt fast immer hinter dem unteren Epithelkörperchen. Die Lage zu den Ästen der A. thyr. inf. (caudalis) zeigt sehr große Verschiedenheiten. Macht man es sich zur Regel, die Unterbindung der A. thyr. inf. (caudalis) möglichst weit lateral, also an der Kreuzung mit der Carotis communis vorzunehmen, ist eine Verletzung in dieser Phase der Operation ausgeschlossen. Sicher erkannt wird ein Gebilde als Epithelkörperchen erst durch die histologische Untersuchung; Lymphknoten können äußerlich genau das gleiche Aussehen zeigen.

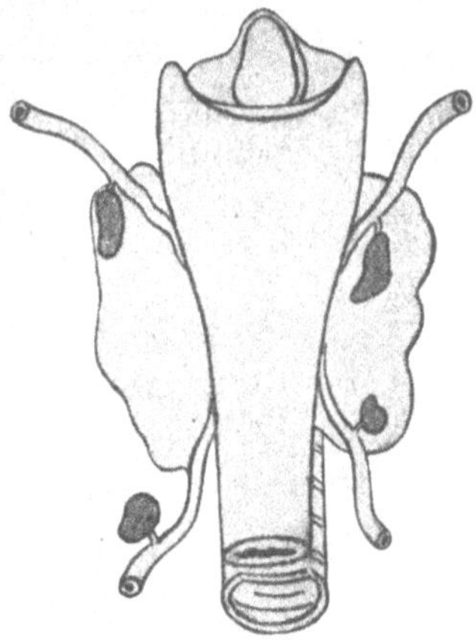

Abb. 8

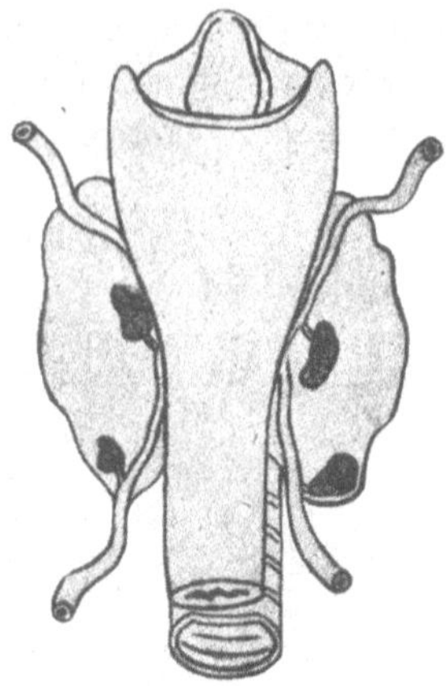

Abb. 9

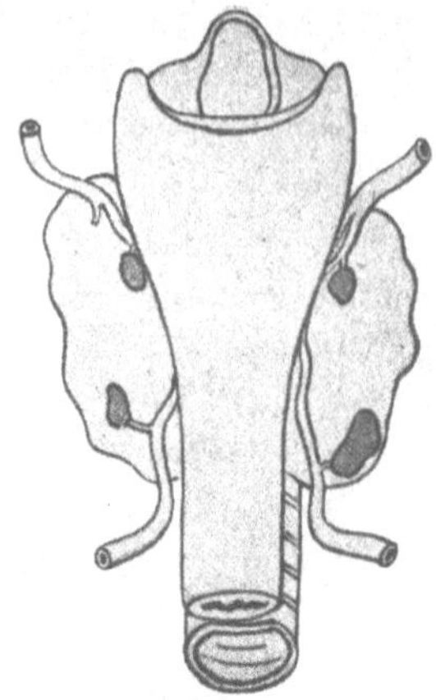

Abb. 10

Abb. 8. Das linke untere E. K. liegt zu tief, das linke obere E. K. liegt zu hoch an der Spitze des linken Seitenlappens.

Abb. 9. Halsorgane eines 50jährigen Mannes. Schilddrüse etwas klein. Das linke obere E. K. liegt der Trachea und dem Ösophagus auf. Nach H. KLOSE, Chirurgie der Basedow-Krankheit. Enke-Stuttgart 1929.

Abb. 10. Halsorgane einer 26jährigen Frau. Beide obere E. K. liegen normal. Die beiden unteren E. K. liegen ungewöhnlich höher und nach außen gerückt. Sehr ausgeprägte Aa. parathyreoideae.

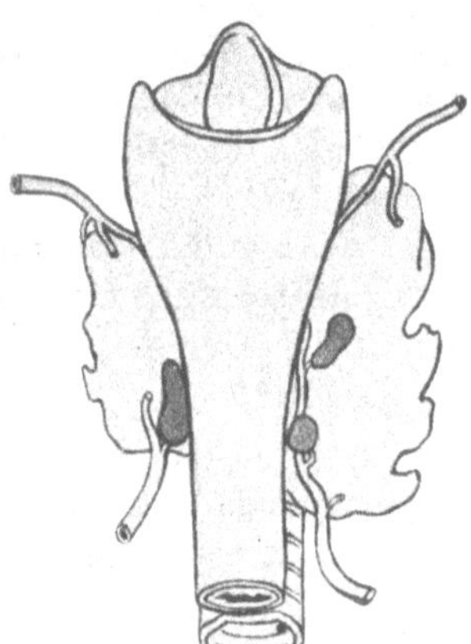

Abb. 11

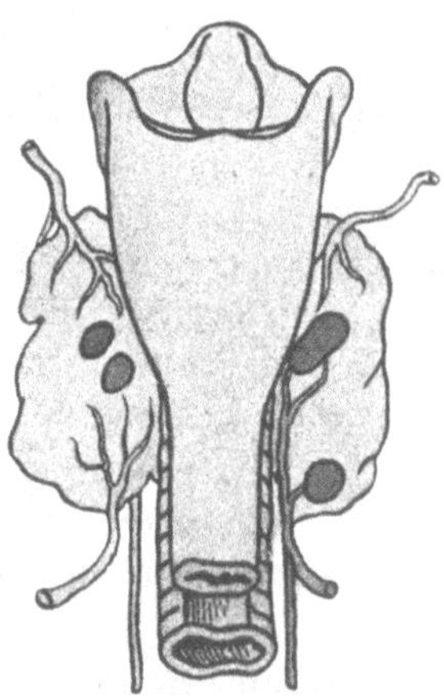

Abb. 12

Abb. 11. Halsorgane eines 43jährigen Mannes. Der rechte Schilddrüsenlappen strumös vergrößert. Rechts 2 E. K., von denen das untere gleich wie das einzige linke E. K. der Trachea und dem Ösophagus aufliegt.

Abb. 12. Halsorgane einer 30jährigen Frau. Links finden sich in der Höhe des unteren Ringknorpelrandes in einer Delle liegend 2 E. K. Rechts normale Lage, nach KLOSE l. c.

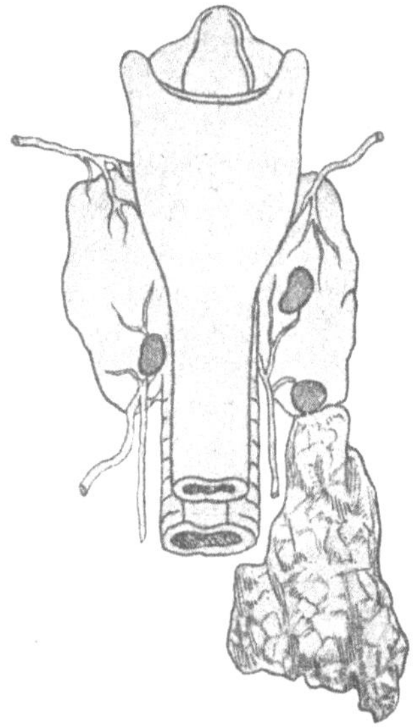

Abb. 13

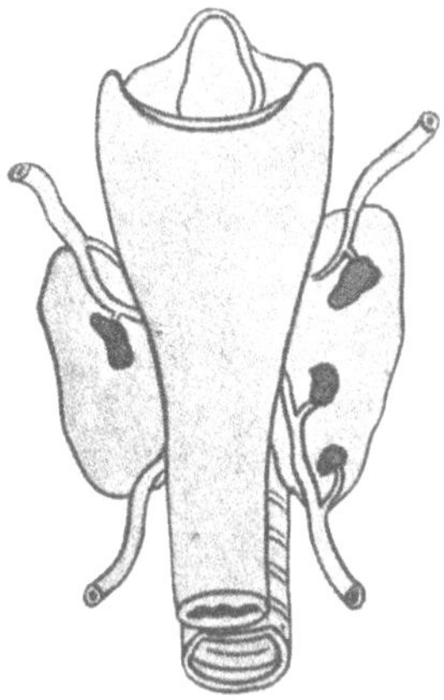

Abb. 14

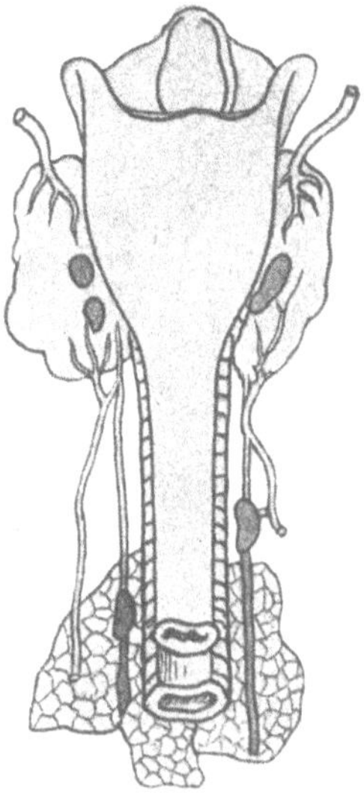

Abb. 15

Abb. 13. Halsorgane eines 30jährigen Mannes. Schilddrüse mäßig vergrößert. Linkes unteres E. K. der Trachea und dem Ösophagus aufliegend. Das linke obere E. K. fehlt. Das rechte untere E. K. liegt am unteren Pole des betreffenden Seitenlappens direkt auf der oberen Spitze der Thymusdrüse.

Abb. 14. Halsorgane einer 40jährigen Frau. Rechts 3 E. K. und zwar ein oberes, eines in der Mitte und ein unteres E. K. Links nur ein E. K.

Abb. 15. Halsorgane eines 45jährigen Mannes. Links 3 E. K.: die oberen in der Höhe des unteren Ringknorpelrandes, das untere in der Höhe des XII. Trachealringes. Die beidseitigen unteren E. K. erhalten je einen selbständigen Ast aus der A. thyr. inf.

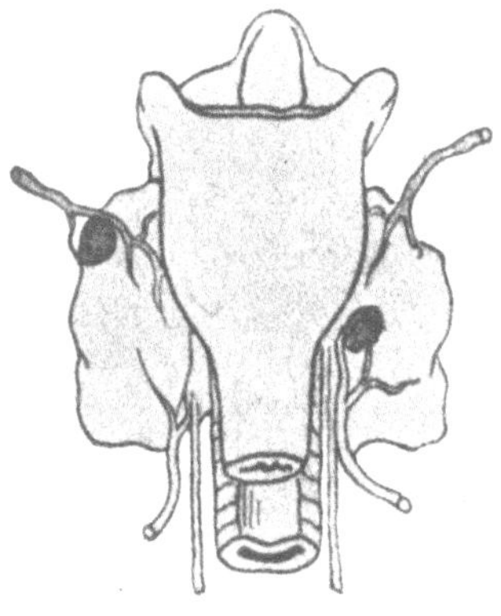

Abb. 16

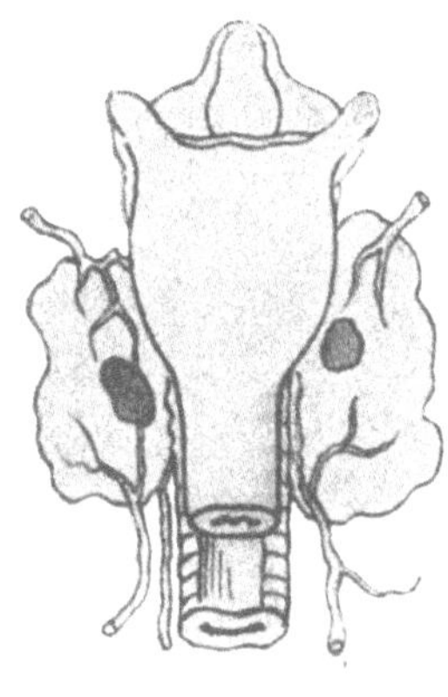

Abb. 17

Abb. 16. Halsorgane eines 6 Monate alten Knaben. An den beiden Seiten je ein E. K. Das linke obere E. K. liegt ungewöhnlich hoch.

Abb. 17. Halsorgane eines neugeborenen Mädchens. Beiderseits je 1 E. K. Das rechte E. K. liegt höher als das linke. nach Klose l. c.

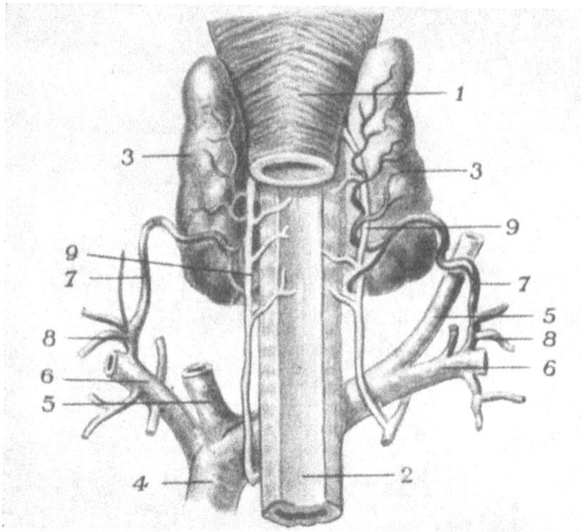

Abb. 18. Topographie der Schilddrüse von hinten gesehen. 1. Pharynx, 2. Trachea, 3. Schilddrüsenlappen, 4. Aorta, 5. Carotis communis, 6. Art. subclavia, 7. A. thyreoidea inf., 8. Truncus thyreocervicalis, 9. N. recurrens nach Klose l. c.

Die mannigfaltigen Abweichungen der Epithelkörperchen nach Lage und Zahl (vgl. Abb. 5—17, nach Klose) können praktisch Bedeutung haben in Fällen, wo es trotz größter Vorsicht im Anschluß an die Operation zu tetanischen Erscheinungen kommt, oder wo sich ein vermutetes Epithelkörperchen an normaler Stelle nicht findet. Kleine, aus Parathyreoidea-Zellen bestehende Zellinseln im Schilddrüsengewebe selbst, wie auch im Fettgewebe des Halses zerstreut, können Ausgangspunkt für bestimmte Formen von Strumen (Parastrumen) und von malignen Neubildungen der Schilddrüse werden (Getzowa).

Die Blutversorgung der Schilddrüse besorgen die schon wiederholt erwähnten zwei Gefäße: die A. thyreoidea superior (cranialis), erster Ast der A. carotis externa,

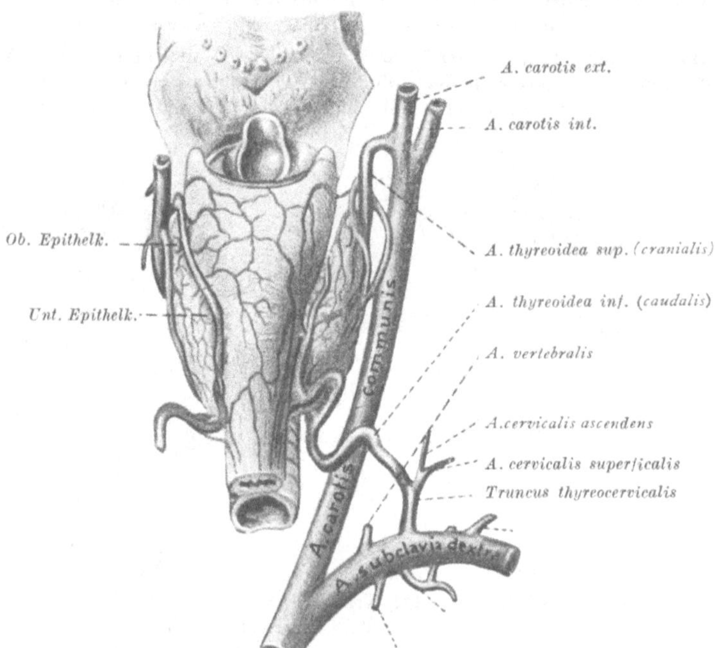

Abb. 19. Herkunft und Verlauf der oberen und unteren Schilddrüsenarterie. Syntopie der Epithelkörperchen nach Klose l. c.

und die A. thyreoidea inferior (caudalis) aus dem Truncus thyreocervicalis der A. subclavia. Die A. thyr. cranialis tritt mit 2—3 Ästen an den oberen Pol heran, der Truncus thyreocervicalis verläuft eine kurze Strecke am M. scalenus anterior kranialwärts und teilt sich in die A. thyr. inf. (caudalis) und die A. cervicalis ascendens. Die A. thyr. inf. zieht in einem nach kranialwärts konvexen Bogen zur Hinterfläche der Schilddrüse, der Bogen kreuzt die A. vertebralis und verläuft dann hinter der A. carotis communis und der V. jugularis interna, hier kreuzt die Arterie auch den Grenzstrang des N. sympathicus, der häufiger vor als hinter der Arterie verläuft. Von den beiden Ästen verläuft einer am unteren Rande des Seitenlappens und verbindet sich am unteren Rande des Isthmus mit den Gefäßen der anderen Seite; der 2. Ast zieht auf der hinteren und medialen Fläche des Organs kranialwärts. Zuweilen findet sich ein schwacher 3. Ast zwischen Isthmus und Trachea, er hat Verbindung mit Ästen der A. thyr. sup. (cranialis) (Abb. 18 u. 19, nach Klose).

Nicht selten findet man trotz sorgfältigen Präparierens keine A. thyr. inferior (caudalis); nach Klose fehlte unter 93 Fällen 15 mal die Arterie links, 4 mal rechts, 2 mal fehlten beide unteren Arterien.

Praktisch wichtig sind die Beziehungen zum N. recurrens, der meist dorsal von der Arterie oder zwischen den beiden Ästen verläuft, seltener ventral von ihr.[1])

Bei Fehlen der A. thyr. inferior (caudalis) beobachtet man zuweilen eine unpaare Arterie, die A. thyr. ima, die direkt aus dem Aortenbogen oder der A. anonyma entspringt und vom Jugulum nach kranialwärts zieht, sie liegt zwischen den Ästen des venösen Plexus thyr. impar und kann bei Verletzungen zu unangenehmen Blutungen führen, wenn sie sich nach Durchtrennung ins Jugulum zurückzieht. Auch bei normaler Entwicklung der A. thyr. inf. (caudalis) wird eine A. thyr. ima gesehen.

Wichtig für die Entwicklung der heute wohl allgemein geübten doppelseitigen ausgedehnten Resektion der Schilddrüse mit Unterbindung aller vier Gefäße ist das Bestehen zahlreicher Anastomosen, die auch nach der Unterbindung eine ausreichende Ernährung des belassenen Kropfrestes und der Epithelkörperchen garantieren. Nach den Untersuchungen von Enderlen und Hotz (Ztschr. f. angew. Anat. u. Konstitutionslehre Bd. III, H. 1 u. 2, 1920) ist die Durchblutung der Schilddrüse auch nach Ausschaltung des Hauptzuflusses durch die obere und untere Schilddrüsenschlagader in tadelloser Weise möglich bis zur vollkommenen Injektion nicht nur des Kropfes sondern bis in die zentral unterbundenen Gefäßstümpfe der oberen und unteren Schilddrüsenschlagadern hinein. Es besteht eine retroglanduläre Gefäßversorgung auf dem Wege der Pharyngea ascendens, Laryngea cranialis, Rami tracheales et oesophageales, die zur Füllung des Stammes der A. laryng. inf. (caud.), des Stammes der A. thyr. inf. (caud.) und ihrer Anastomosen mit dem Ramus posterior führt.

Die oberen Schilddrüsenvenen verhalten sich ähnlich wie die entsprechenden Arterien und münden in die V. jugularis interna direkt oder in die V. facialis com-

[1]) In 42 Präparaten von Ziegelmann (Arch. Otolaryng. 1933) verlief der Nerv vor der A. thyreoidea inf. 17 mal, dahinter 12 mal und zwischen den Hauptästen 13 mal.

munis. Etwa in der Mitte des Kopfnickerrandes findet man ziemlich regelmäßig eine querverlaufende Verbindung zwischen Schilddrüse und V. jugularis interna, die sogenannte „KOCHERsche Vene", die nach doppelter Unterbindung durchtrennt werden muß. Sehr variabel sind die unteren Schilddrüsenvenen. Fast immer findet sich eine V. thyreoidea ima. Erwähnt wurde bereits der Plexus thyr. impar., ein weitmaschiges Venengeflecht, das besonders bei Strumen mit Druckerscheinungen erheblich geschwollen und erweitert sein kann. Verletzungen haben unangenehme Blutungen zur Folge und bedingen außerdem, besonders bei forcierter Inspiration, die Gefahr der Luftembolie. Nach Möglichkeit soll jede Vene vor der Durchtrennung doppelt unterbunden werden. Die Venen sind klappenlos.

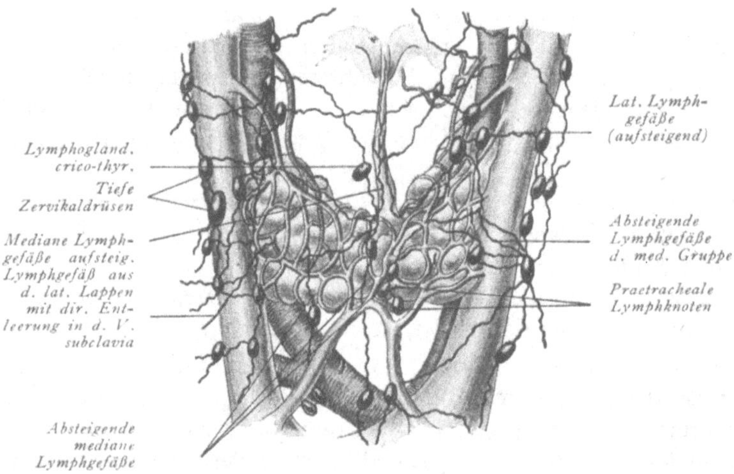

Abb. 20. Das Lymphsystem der Schilddrüse (WARD, HENDRICK, CHAMBERS, Ann. Surg. 1950).

Die Lymphgefäße der Schilddrüse haben zwei Hauptabflußwege, der eine bringt die Lymphe aus der oberen Hälfte zu den Lymphoglandulae cervicales profundae, der andere aus der unteren Hälfte der Drüse nach abwärts zu den Lymphoglandulae praetracheales supraclaviculares; bei der akuten Strumitis kann das praktisch bedeutungsvoll werden. Bei der Operation maligner Strumen müssen die Lymphknoten des Halses besonders vor dem Kopfnicker beiderseits berücksichtigt werden. (Vgl. die vorstehende Abbildung aus WARD, HENDRICK, CHAMBERS, Ann. surg. 131, 1950.) Abb. 20.

Die Nerven der Schilddrüse kommen vom Sympathikus und Vagus (BRAEUCKER, DRÜNER, REINHARD). Die Sympathikusäste — Nn. thyreoid. superiores, medii et inferiores — entstammen den Ganglien des Halssympathikus und ziehen in den Bahnen der Herznerven oder selbständig zur Schilddrüse. Die Vagusäste entspringen aus dem Halsvagus und laufen durch Vermittlung des Ramus externus des Laryngeus superior, der Rami cardiaci und des Rekurrens zur Drüse. Die Gesamtheit der zur Schilddrüse ziehenden Nerven bildet auf der Oberfläche ein feines Kapselgeflecht, und heute wissen wir auf Grund der Untersuchungen von PHIL. STÖHR jr. und PAUL SUNDER-PLASSMANN, daß vegetative Nervenfasern in Form des sogenannten Terminalretikulums an jede einzelne Zelle der Schilddrüse herankommen.

Die Sympathikusfasern in der Adventitia der Schilddrüsenarterien haben praktisch Bedeutung, weil sie bei der Unterbindung besonders der A. thyr. superior (cranialis) einen intensiven Schmerz, oft in den Zähnen empfunden, auslösen. Zur Vermeidung empfiehlt sich vor der Unterbindung die Infiltration der Gefäßumgebung mit einigen Tropfen Pantocain- oder Novocain-Lösung.

Beeinträchtigung der Nachbarorgane durch die Kropfentwicklung

Von Nachbarorganen, die durch eine Kropfentwicklung in Mitleidenschaft gezogen werden können, sei erwähnt vor allem der Grenzstrang des Halssympathikus, der lateral vom Vagus und von der Karotis hinter der V. jug. int. auf der Fascia praevertebralis verläuft. Sowohl die A. thyr. sup. (cran.) als auch die inferior (caud.) sind von einem starken Nervengeflecht umgeben, welches die Superior aus dem Ganglion cervicalis superius und die Inferior aus dem Ganglion cervicale medium und inferius erhält.

Reizung des Sympathikus macht u. a. typische Augensymptome: Erweiterung der Pupillen und der Lidspalten, Protrusio bulbi, Gefäßverengung, Beeinflussung der Schilddrüse morphologisch, histologisch und sekretorisch, sie nimmt an Volumen zu und produziert mehr Kolloid, Beeinflussung der Herzaktion, Erhöhung der Schlagzahl. Unterbrechung des Sympathikus verursacht charakteristische Augenveränderungen in Form des HORNERschen Symptomenkomplexes — Miosis, Verengerung der Lidspalte, Enophthalmus —, morphologische und histologische Beeinflussung der Schilddrüse, die kleiner und kolloidärmer wird. Durch weit seitlich und nach hinten ausladende Strumen werden sowohl Reizungs- wie Lähmungssymptome beobachtet. Eine Schädigung des Grenzstranges durch die Kropfoperation könnte zustandekommen, wenn man bei der Unterbindung der A. thyr. inferior (caudalis) lateral an der Kreuzung mit der Carotis communis zu weit nach hinten (dorsal) präpariert. Hier sei kurz darauf hingewiesen, daß Bestrebungen, den Morbus Basedowii und die sogenannten Thyreotoxikosen durch Resektion des Halssympathikus zu beeinflussen, sich nicht durchsetzen konnten. Auch von der „zyklischen" Anästhesie des Halssympathikus mit einpromilliger Pantocainlösung (B. v. MEZÖ-Budapest) wurden keine überzeugenden Erfolge gesehen.

Von allen Nachbarorganen wird durch den wachsenden Kropf fast immer die Trachea beeinträchtigt. So konmt es, daß einseitige Kropfentwicklung zur Verdrängung der Trachea nach rechts oder links sowie zu Eindellungen führt, die bei beiderseitiger Kropfentwicklung so hochgradig sein können, daß das Lumen der Trachea bis auf einen schmalen Spalt verengert wird. Wird dabei durch den Dauerdruck die Stabilität der Knorpelringe geschädigt, so entsteht die „Tracheomalazie", die Erweichung der Luftröhre, die nach Entfernung der kropfigen Schilddrüse durch Zusammenfallen des Trachealrohres einen erheblichen inspiratorischen Stridor mit bedrohlicher Atemnot verursachen kann. Fixiert man den Kropf jederseits durch eine unter Zugspannung stehende Knopfnaht an Kopfnicker und Halshaut und knüpft die Fäden über je einen Tupfer an der äußeren Haut, dann wird das Lumen wieder durchgängig und die Atmung frei. Nach ENDERLEN kann man die gleiche Wirkung erzielen, wenn man kaudal vom durchtrennten Isthmus die Trachea beiderseits extramukös mit je einer Seidenknopfnaht durchsticht und die Fäden wie oben über einen Tupfer vor der Haut knüpft (Abb. 50, S. 38).

Sieht man von diesen extremen Veränderungen ab, dann wird gewöhnlich nach Luxieren der drückenden Kropfpartien die vorher behinderte Atmung wieder frei.

Alle Veränderungen der Luftröhre lassen sich durch die Tracheoskopie und — noch schonender — durch exakte Röntgenaufnahmen vor der Operation gut erkennen. Auch die sehr seltene intratracheale Struma ist auf dem Röntgenbild erkennbar. Im Zweifelsfalle genügt eine Sagittalaufnahme nicht, weil man die an sich seltene Kompression der Trachea von vorn nach hinten und eine retrotracheale oder retroviszerale Kropfentwicklung nur durch eine Aufnahme im seitlichen Durchmesser erkennen kann. Zur Technik der Röntgenaufnahmen bei Strumen: Filmgröße 18×24, Abstand 90 cm, Belichtungszeit je nach der Stärke des Patienten 3—4 Sek. 70—75 KV. Seitliche Aufnahme 0,3 Sek., 70 KV. Sagittale Aufnahme im Liegen mit BUCKYblende und eine seitliche Aufnahme im Stehen mit Lungengerät.

(Abb. 21—30). Die Abbildungen illustrieren den Wert der Röntgenaufnahmen.

Viel seltener wird der Ösophagus durch eine Struma verlagert oder komprimiert. In Fällen mit Schluckbeschwerden ist ösophagoskopische Untersuchung oder noch besser Beobachtung des Ösophagus mit Schlucken von Kontrastflüssigkeit vor dem Röntgenschirm und entsprechende Aufnahme unerläßlich. Zuweilen findet man, daß die Beschwerden durch ein gleichzeitig bestehendes Divertikel oder — sehr selten — durch eine Bulbärparalyse bedingt sind und nichts mit der Struma zu tun haben (eigene Beobachtung in zwei Fällen). Außerdem ist bei Schluckbeschwerden, abgesehen von der später zu besprechenden Zungenstruma, zu denken an die seltene Struma retropharyngea, die entweder ganz isoliert von einem gleichzeitig bestehenden Kropf als sogenannte „echte Struma retropharyngea", oder in Verbindung mit dem oberen Schilddrüsenpol rechts oder links als sogenannte „unechte retropharyngeale Struma" sich in dem lockeren Bindegewebe des Retropharyngealraumes entwickelt, das den Spalt zwischen der hinteren Pharynxwand und der knöchern-muskulösen Wand der Halswirbelsäule ausfüllt. Der Zusammenhang der falschen retropharyngealen Struma mit der Schilddrüse ist durch Beteiligung am Schluckakt nachweisbar. Beide Formen können erhebliche Schluck- und Atemstörungen veranlassen (SCHMERZ, Zur Struma retropharyngea, Bruns Beitr. 120. Bd.; 1920).

Bei großen Strumen und besonders bei der Struma maligna besteht zuweilen schon vor der Operation eine Lähmung des N. recurrens entweder in Form der typischen Parese mit Kadaverstellung eines Stimmbandes oder in Form einer Parese des sehr empfindlichen Ramus posterior mit Medianstellung des betroffenen Stimmbandes. Weder die eine noch die andere Form braucht hörbare Veränderungen der Stimme zu machen, so daß ich dringend empfehle, vor der Operation wenigstens eines jeden größeren Kropfes eine Laryngoskopie ausführen zu lassen. Die Bedeutung für eine Inanspruchnahme der Haftpflicht des Chirurgen liegt auf der Hand.

Die Innervation des Kehlkopfes ist so eng mit der Struma und ihrer Operation verbunden, daß eine kurze Sonderbesprechung nötig ist. Vgl. auch GEORG SCHOLZ, S. 72.

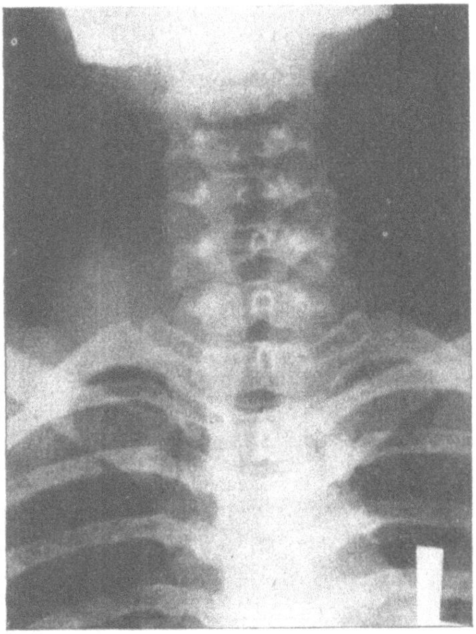

Abb. 21

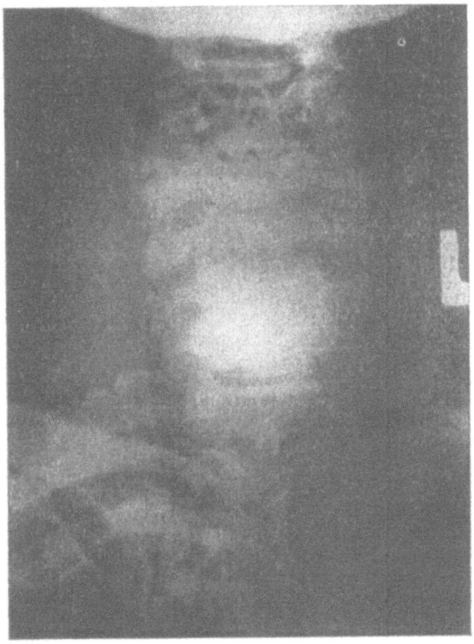

Abb. 22

Abb. 21. Mäßig starke sanduhrförmige Einengung der Trachea von beiden Seiten.
Abb. 22. Totale Verlagerung der Trachea nach rechts durch eine links entwickelte Struma.

Abgesehen vom M. cricothyreoideus ext., der von einem Ast des N. laryngeus superior (N. laryngicus cranialis) versorgt wird, innerviert der Rekurrens alle Muskeln des Kehlkopfes. Er steigt zwischen Luftröhre und Speiseröhre nach kranialwärts zum Kehlkopf und heißt dann N. laryngeus inferior (N. laryngicus caudalis). Hinter dem Cornu inferius des Schildknorpels durchbohrt er den unteren Schlundschnürer oder tritt unter dessen unterem Rande ins Innere des Kehlkopfes und teilt sich in seine Endzweige.

Wichtig und zu wenig beachtet erscheinen die Rami cardiaci inferiores zum Plexus cardiacus und vor allem Verbindungszweige zum Ganglion cervicale inferius (G. c. caudale) des N. sympathicus.

Der Ramus posterior nimmt den Ramus anastomoticus des N. laryng. cran. auf und versorgt den M. cricoarytaenoideus post. Dieser „Respirationsmuskel" enthält viele sympathische Fasern. Auf die Möglichkeit einer Schädigung dieser sympathischen Anteile bei der Unterbindung der A. thyre-

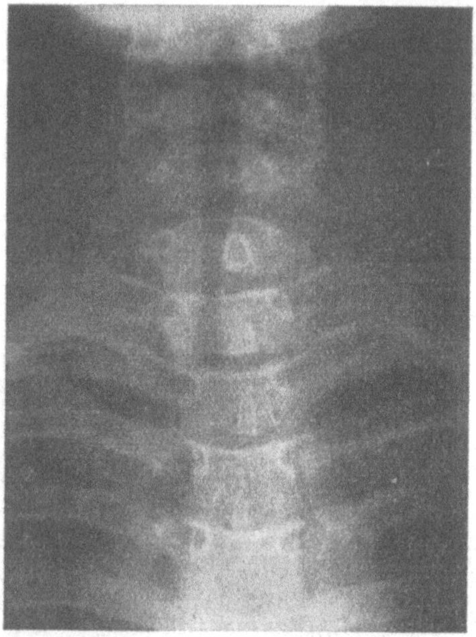

Abb. 23

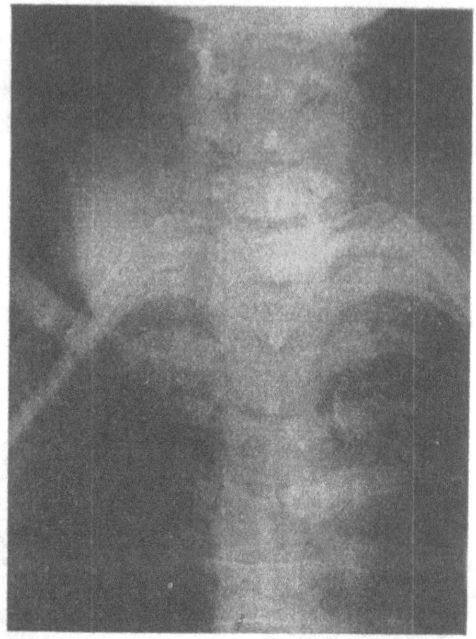

Abb. 24

Abb. 23. Erhebliche Einengung der Trachea von beiden Seiten durch einen doppelseitigen Kropf.
Abb. 24. Erhebliche Verdrängung der Trachea nach rechts und Einengung durch einen doppelseitigen Kropf.

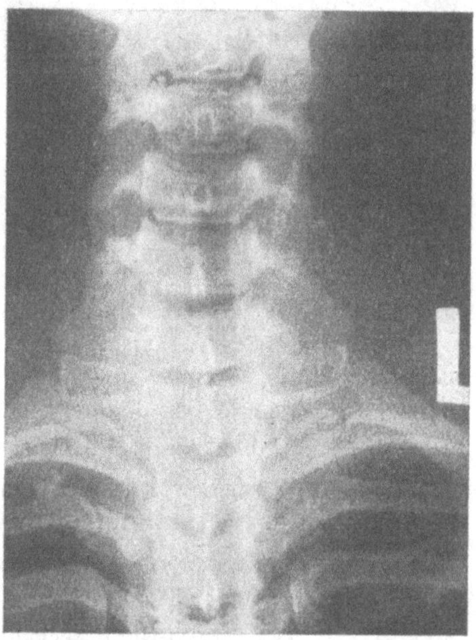

Abb. 25

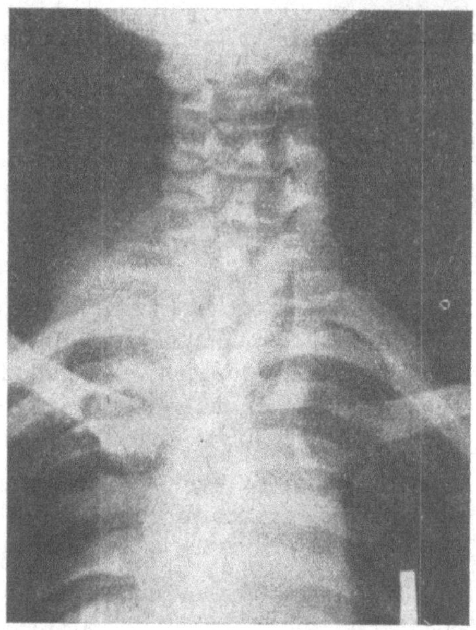

Abb. 26

Abb. 25. Starke Einengung der Trachea durch einen großen doppelseitigen Kropf.
Abb. 26. Totalverlagerung der Trachea nach links durch einen großen Kropf bei gleichzeitiger erheblicher Einengung durch doppelseitige Kropfentwicklung.

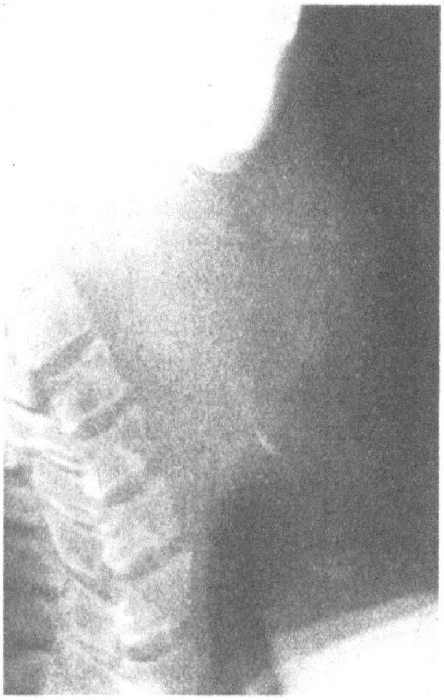

Abb. 27

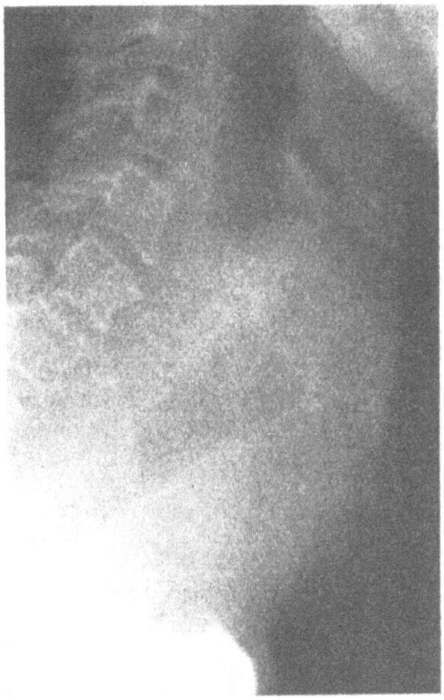

Abb. 28

Abb. 27. Transversalaufnahme: Bogenförmige Verdrängung der Trachea nach vorn durch eine retrotracheale Kropfentwicklung.

Abb. 28. Transversalaufnahme: Eindellung der Trachea von vorn.

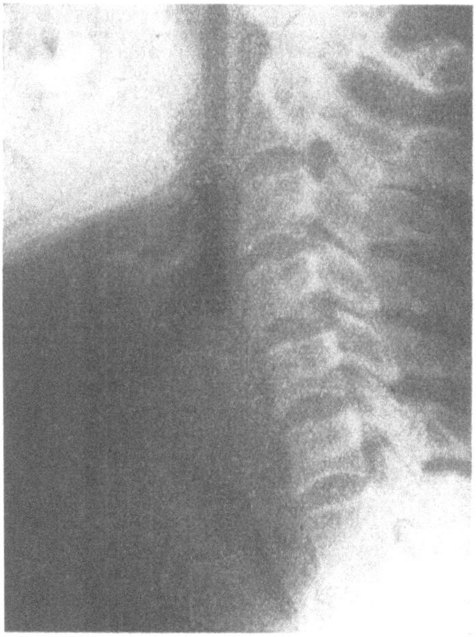

Abb. 29

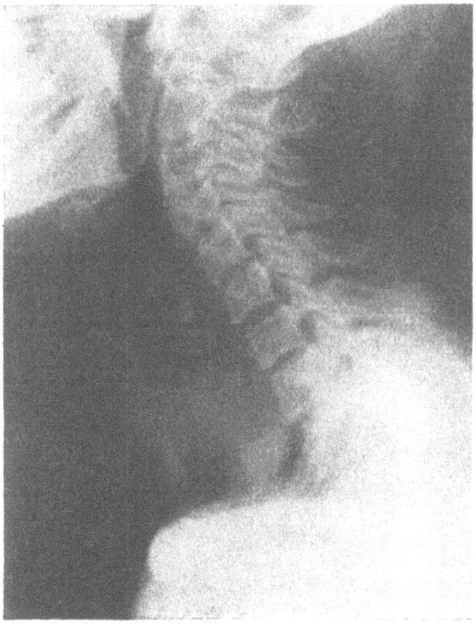

Abb. 30

Abb. 29. Transversalaufnahme: Starke Eindellung der Trachea von vorn.

Abb. 30. Transversalaufnahme: Intra- und retrotracheale Kropfentwicklung bei gleichzeitiger Einengung von vorn.

oidea inferior und damit einer teilweisen Lähmung der Kehlkopfmuskeln, auch wenn bestimmt der N. recurrens bei der Operation nicht angetastet wurde, muß hingewiesen werden.

Eine Verletzung des N. recurrens führt entweder zu dem bekannten klinischen und laryngoskopischen Bilde (Kadaverstellung der Stimmbänder) der Rekurrenslähmung (durch Lähmung der Adduktoren) oder zu einer partiellen Schädigung in Form der Postikuslähmung (Lähmung des Abduktors M. cricoarytaen. posticus, Respirationsmuskel) mit Medianstellung des Stimmbandes der betroffenen Seite.

Während die einseitige Postikuslähmung harmlos ist, kommt es bei der doppelseitigen Lähmung zu einer bedrohlichen Dyspnoe, die gegebenenfalls eine sofortige Tracheotomie erfordert. Diese Möglichkeit besteht vor allem bei Rezidivoperationen, wenn bei dem ersten Eingriff schon eine einseitige Lähmung entstanden war (vgl. Kropfoperation S. 49).

Es gehört nicht zu den Aufgaben dieses Buches, die Physiologie der Schilddrüse gesondert und eingehend zu besprechen, notwendige Hinweise finden sich in den verschiedenen Kapiteln.

II. Die Struma

Der „stille Kropf"

Auf die pathologische Anatomie und Histologie des Kropfes soll nur soweit eingegangen werden, wie es zum Verständnis der chirurgischen Eingriffe erforderlich ist. Bei Neugeborenen und in bestimmten Lebensaltern, so zur Zeit der Geschlechtsreife, beobachtet man zuweilen eine meistens diffuse Schwellung der Schilddrüse, die vielfach später wieder verschwindet und meistens nicht Gegenstand irgend einer Therapie ist.

Der gutartige Kropf tritt auf entweder als gleichmäßige diffuse Schwellung der ganzen Schilddrüse, histologisch nach der Größe der Follikel eingeteilt in eine kleinfollikuläre und eine großfollikuläre Hyperplasie. Im Gegensatz zu dieser Form ist der Knotenkropf, die Struma nodosa, das Adenom ein echter Tumor. Auch hier unterscheidet man wieder neben dem soliden und tubulären Adenom das kleinfollikuläre und das großfollikuläre Adenom; hier hat der großfollikuläre knotige Kolloidkropf die weiteste Verbreitung, die Struma nodosa colloides proliferans (Aschoff) und die Struma nodosa colloides macrofollicularis papillifera (Wegelin) sind seltenere Formen (vgl. S. 54). Besonders der knotige Kropf, das Adenom, kann weitgehende sekundäre Veränderungen zeigen: Erweichung, Zystenbildung, z. T. auch Blutungen, Verkalkung und Verknöcherung des bindegewebigen Anteils usw.

Der toxische Kropf

Zu diesen Formen des stillen Kropfes, die nach Landschaften eine außerordentlich große Mannigfaltigkeit aufweisen, kommen die Strumen, die wir mit einer Hyper- oder Dysfunktion der Schilddrüse in Verbindung bringen. In reinster Form finden wir diese Veränderungen der Schilddrüse beim echten „nervösenVollbasedow". Diese meistens nicht sehr großen, derben Drüsen[1]) zeigen eine Vergrößerung und Vermehrung der Epithelzellen, z. T. mit Papillenbildung und Verflüssigung oder Schwund des Kolloids und Lymphozyteninfiltraten. Ebenso können die Adenome der Knotenkröpfe derartige Veränderungen von Epithelzellen und Kolloid zeigen, in reinster Form vielleicht bei der Basedowifizierung eines vorher stillen Adenoms etwa nach Jodgaben. In dieses Kapitel gehört auch das sogenannte „toxische Adenom" der Amerikaner.

Umgekehrt zeigen Basedowdrüsen nach der üblichen Vorbereitung zur Operation nach Plummer mehr oder weniger ausgedehnte Veränderungen im Sinne einer Struma colloides diffusa oder nodosa (Abflachung des Epithels mit Kolloidspeicherung)[2]).

[1]) Immer wieder findet man die Angabe vom „weichen" Basedowkropf; die Regel ist aber, daß der ausgesprochene Basedowkropf entsprechend seinem Aufbau derb, oft sehr derb ist.

[2]) Nach Horst Weber ist eine Umwandlung in eine Kolloidstruma nach Jod nicht sicher erwiesen (Kli. Wo. 1950).

Es wäre aber verkehrt, nun immer aus dem histologischen Bild auf die Klinik schließen zu wollen. Schon GERHARD HOTZ wies 1921 darauf hin, daß kindliche Kröpfe histologisch charakteristische Basedowveränderungen zeigen können ohne irgendwelche klinischen Symptome. Auch die Veränderungen der Schilddrüse nach Kohlfütterung und nach Thiouracil entsprechen histologisch dem Basedowkropf. Klinisch besteht in solchen Fällen nicht nur keine Überfunktion, sondern vielfach sogar eine Hypothyreose (vgl. H. FLÖRCKEN, Arch. f. klin. Chir., 261. Bd., 1949). Fast allgemein hat sich für die Einteilung der verschiedenen Kropfformen die Nomenklatur nach WEGELIN durchgesetzt. Ich weise hin auf das von der Schweizerischen Gesellschaft für Chirurgie verfaßte Einlageblatt für Struma (vgl. S. 52); die Einteilung nach WEGELIN ist hier auf der letzten Seite angegeben.

In neuerer Zeit haben die verdienstvollen experimentellen Untersuchungen von F. BLUM-Zürich und seinen Mitarbeitern N. LEISTNER, G. VOIGT und SPÖRRI (Helv. med. Act. Vol. 14, 1947) mehr Licht in die Physiologie der normalen und kranken Schilddrüse gebracht. Daraus ergibt sich, daß die Schilddrüse des normalen noxefrei ernährten Kaninchens, auch wenn sie durch Jodzufuhr in ihrer Aufbautätigkeit angeregt wird, kein Jodeiweiß an den Kreislauf abgibt; die Herzaktion bleibt unverändert.

Thyreotropes Hormon veranlaßt die Normalschilddrüsen zur Ausschüttung ihres Jodeiweißes: Die Herzschlagfrequenz steigt an. Wird gleichzeitig mit thyreotropem Hormon Jodkali injiziert, selbst in kleinen Dosen, dann wird die Einwirkung des Hormons unterdrückt, es erfolgt keine Steigerung der Herzaktion. Das Jod dichtet im Gegensatz zum thyreotropen Hormon das Schilddrüsengewebe ab, so daß die Ausfuhr unterbleibt. Die verschließende Kraft des Jods übertrifft die eröffnende des thyreotropen Hormons.

Beim Kohlkropf bleibt die Herzfrequenz unverändert oder sinkt ab, wird jetzt thyreotropes Hormon injiziert, so erfolgt keine Steigerung der Herzaktion, wird aber Jodion (Jodkali) injiziert, dann steigt die Herzfrequenz beträchtlich als Folge des Übertrittes von Schilddrüsen-Jodeiweiß aus der Schilddrüsenzelle in den Kreislauf. Dabei zeigt auch das Ekg. Veränderungen (regelmäßige Verlängerung der Systolendauer). Thyroxininjektionen rufen analoge Ekg.-Erscheinungen hervor. Der Morbus Basedow ist nach BLUM eine aus mehreren Stadien bestehende komplexe Erkrankung.

Die interessante Ansicht von PAUL SUNDER-PLASSMANN, Münster i. W., daß die Basedowifizierung einer Struma durch Einwanderung sogenannter „nh"-Zellen (neurohormonaler Zellen) aus dem Thymus zustandekommt, müßte durch weitere Untersuchungen bestätigt werden. Die Follikelzellen selbst wären nach dieser Auffassung an den Veränderungen der Basedowifizierung ganz unbeteiligt.

Klinik und Symptomatologie des Kropfes

Es könnte überflüssig erscheinen, über die Diagnose des Kropfes zu sprechen. Mit der Feststellung einer sich beim Schlucken verlagernden Schwellung in der Schilddrüsengegend ist der Kropf erkannt, eine mediane Halszyste könnte mit einem Knoten- oder Zystenkropf verwechselt werden; der Irrtum wiegt nicht schwer, da er während der Operation geklärt wird. Daß dann die Zyste nur durch einen möglichst radikalen Eingriff, der auch den Ductus thyreoglossus weit nach kranialwärts entfernt, zu heilen ist, sei nebenbei bemerkt. Laterale Halszysten, die seltenen Tumoren des Glomus caroticum und Lymphdrüsengeschwülste lassen sich meist ohne weiteres ausschließen, können aber natürlich mit einem Kropf vergesellschaftet vorkommen, so erlebte ich zuweilen das gleichzeitige Bestehen einer Lymphogranulomatose und einer Struma.

Daß in seltenen Fällen die Diagnose aber auch Schwierigkeiten machen kann, zeigt das Beispiel eines 47jährigen Mannes mit einer an sich unbedeutenden, aber langsam stärker werdenden Schwellung des gedrungenen Halses. Der Kranke wurde dann wegen „Asthma bronchiale" jahrelang von zahlreichen Ärzten behandelt, bis ein Internist eine Röntgenaufnahme des Halses veranlaßte, die das Bild einer retrosternalen Struma mit einer hochgradigen Trachealverengung ergab. Die Operation befreite den Mann schlagartig von seiner quälenden Atemnot.

Der diffuse Kropf, manchmal in der Pubertät und Adoleszenz beobachtet, gewöhnlich weich, ohne alle Erscheinungen seitens des Herzens, ist harmlos, rückbildungsfähig und nicht Gegenstand eines chirurgischen Eingriffs. Das den Kindern oder den Eltern klarzumachen, ist dann schwer, wenn gute Freunde oder Ärzte ihnen gesagt haben, „sie hätten es an der Schilddrüse". Ist der diffuse Kropf derb und liegen Erscheinungen eines ausgeprägten oder angedeuteten Basedowkropfes vor, dann ist eine exakte klinische Untersuchung und Beobachtung mit Grundumsatzbestimmung, Elektrokardiogramm, Blutdruckmessung unbedingt erforderlich. Erst bei vergeblicher internistischer Behandlung kommt in solchen Fällen ein operativer Eingriff in Frage (vgl. S. 22). Besonders in Gegenden mit endemischem Kropf trifft man oft Männer und Frauen mit Riesenkröpfen, die ihren Trägern keine wesentlichen Beschwerden machen, da sie nach außen entwickelt sind und die Trachea nicht beeinflussen. Im Gegensatz dazu erfordern manchmal kleinere Knotenkröpfe die Operation (vgl. S. 20).

Kropf und Schwangerschaft

Nicht selten klagen Frauen während der Gravidität über eine Zunahme ihres Kropfes, die so hochgradig werden kann, daß ernste Atemstörungen bestehen. In solchen Fällen ist immer die Operation des Kropfes zu erwägen, die ich häufiger, immer mit Erhaltung der Schwangerschaft mit komplikationsloser Geburt, durchführen konnte. H. Steiner-Wien (Zschr. f. klin. Med., Wien 1948) berichtet über 16 Patientinnen mit Strumen und gleichzeitiger Gravidität, davon mußten 13 wegen einer Trachealstenose infolge raschen Wachstums des Kropfes während der Schwangerschaft operiert werden. Der Geburtstermin war in fast allen Fällen normal, die Stillfähigkeit wurde nicht beeinflußt, beinahe die Hälfte zeigte aber einen Spättetanus als Ausdruck einer Schädigung der Epithelkörperchen. Geraten wird von einer Unterbindung der A. thyr. inferior abzusehen, um die Blutversorgung der Epithelkörperchen keinesfalls zu gefährden. Die Tetanie wird sich meistens mit AT 10 Holtz, Parathormon und Kalzium beeinflussen lassen.

Die Operation des Kropfes

Die Indikation zur Operation

Der gutartige, nicht toxische Kropf soll operiert werden, wenn sich Druckerscheinungen auf die Nachbarorgane nachweisen lassen. Darüber hinaus ist die Operation bei jedem Knotenkropf angezeigt, weil jeder Knoten die Möglichkeit einer malignen Degeneration in sich trägt, die in etwas über 2% klinisch absolut gutartiger Knotenkröpfe sich durch histologische Untersuchung nachweisen läßt; operiert man einen solchen Kropf, dann erfaßt man den bösartigen Tumor in einem Frühstadium ohne Kapseldurchbruch, so daß für eine Dauerheilung recht günstige Bedingungen bestehen[1]). Aber es gibt auch eine kosmetische, besser eine soziale Indikation zur Operation, besonders bei weiblichen berufstätigen Kropfträgern, die die Schwellung am Halse los sein möchten, auf die sie jeder anspricht und die ihnen bei der Stellensuche Schwierigkeiten macht. Es ist selbstverständlich, daß die Operation bei einer solchen Indikation eine ganz besondere Sorgfalt erfordert.

Von den Organen, die durch Kropfdruck geschädigt werden, steht die Trachea obenan. Ich weise hin auf die tracheoskopisch und besonders röntgenologisch nachweisbaren Verlagerungen und Formveränderungen der Luftröhre (s. S. 13—15). Klinisch besteht oft eine mehr oder weniger große Atemnot, manchmal bei bestimmter Kopf- oder Körperhaltung. Nächst der Trachea verursacht die oft erhebliche, meistens durch Druck auf die Vena jug. int. bedingte Venenstauung den Kranken große Beschwerden. Bei vorwiegend substernaler Entwicklung eines Kropfes fällt neben der Venenstauung das eigentümlich gedunsene Aussehen dieser Kranken auf, die oft unter allen möglichen Diagnosen behandelt wurden, bis eine Röntgenaufnahme den außen kaum tastbaren substernalen Kropf feststellt (vgl. Abb. 31, 32, 33).

Eine doppelseitige totale Rekurrensparese kommt nur bei der malignen Struma vor (Max Saegesser, Vorträge aus der prakt. Chirurgie, 1938). Bei gutartigen Kröpfen ist die Postikusparese häufiger. Eine sorgfältige laryngoskopische Untersuchung, besonders wenn es sich um Rezidivoperationen handelt, sollte — wie schon erwähnt—, vor jeder Kropfoperation, schon im Hinblick auf spätere Haftpflichtansprüche des Patienten, gefordert werden.

Seltener ist der Druck des Kropfes auf den Ösophagus. Bei Verdacht ist Ösophagoskopie und Röntgenuntersuchung des Schluckaktes mit Kontrastbrei selbstverständlich.

Ebenso selten ist der Druck des gutartigen Kropfes auf den Grenzstrang des Sympathikus mit dem Hornerschen Symptomenkomplex der betroffenen Seite.

Hat man sich zur Operation entschlossen, dann kommt die Frage, ob der Kranke dem Eingriff voraussichtlich gewachsen ist. Für die Beantwortung dieser Frage ist die sorgfältige Untersuchung des ganzen Menschen erforderlich, vor allem von Herz und Kreislauf. Oft ist es ratsam, das Elektrokardiogramm zur Prüfung heranzuziehen und das Herz von einem Internisten beurteilen und vorbehandeln zu lassen.

---

[1]) Im amerikanischen Schrifttum wird die Häufigkeit einer Karzinomentwicklung in einen Adenom mit 4—24%(!) angegeben, der Durchschnitt liegt bei 4—5% (Arnold S. Jackson-Madison Arch. of surg. 58. 1949).

Der toxische Kropf in Form des „nervösen Vollbasedows" sowie auch der verschieden schwer ausgebildeten Thyreotoxikosen erfordert eine besondere Indikationsstellung und Vorbereitung.

Das klassische Bild des Morbus Basedow mit der gewöhnlich nicht sehr großen, aber derben Struma, dem Exophthalmus, der Tachykardie, dem Tremor der vorgestreckten Hände, dem Hunger, der nie richtig gestillt werden kann, den Durch-

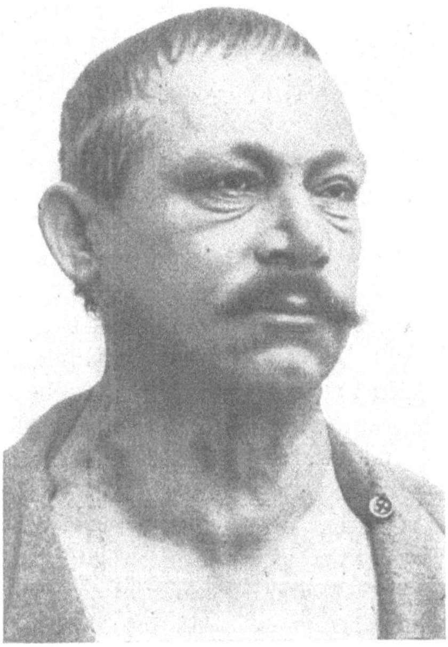

Abb. 31

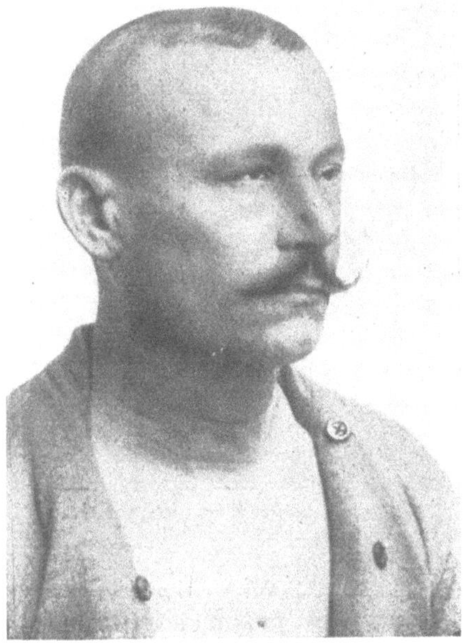

Abb. 32

Abb. 31. Großer retrosternaler Kropf (gedunsenes Gesicht, Venenstauung).
Abb. 32. Der Patient nach der Operation.

fällen, der erheblichen Unruhe ist nicht zu verkennen. Wo sich aber nur einzelne Symptome mit einer manchmal nur geringen Schwellung der Schilddrüse verbinden, ist die Diagnose einer Abhängigkeit des Krankheitsbildes von einer Funktionsstörung der Schilddrüse oft recht schwer. Als objektives diagnostisches Hilfsmittel für die Beurteilung sowohl des Morbus Basedow als auch der Thyreotoxikose hat sich die Grundumsatzbestimmung allgemein durchgesetzt. Sie gehört zur Beurteilung des Kranken. Man muß sich aber darüber klar sein, daß eine einmalige Grundumsatzbestimmung (nach Krogh oder Knipping) sich nur mit großer Vorsicht verwerten läßt; maßgebend ist immer das gesamte klinische Bild des Kranken. Im Zweifelsfalle — etwa bei einer im Verhältnis zu den klinischen Erscheinungen auffallend hohen Grundumsatzzahl — müßte die Bestimmung nach einiger Zeit, am besten unter klinischen Bedingungen, die eine unbedingt nötige Ruhe vor der Untersuchung garantieren, wiederholt werden. Eine langjährige Erfahrung hat uns bestätigt, daß Grundumsatzzahlen unter 20%

ohne Bedeutung sind; Versuche, wie sie von anderer Seite gemacht wurden, Höhe des Grundumsatzes und Schwere des klinischen Krankheitsbildes in feste Beziehung zu bringen, haben wir als ergebnislos aufgegeben.

Immer wieder wird zu wenig beachtet, daß eine ganze Reihe von Krankheiten ohne Dysfunktion der Schilddrüse an sich eine geringere oder stärkere Erhöhung des Grundumsatzes bedingen (vgl. z. B. BOOTHBY, J. of the Am. med. Ass. 1921). Grundumsatzzahlen haben Wert erst nach Ausschluß solcher Möglichkeiten.

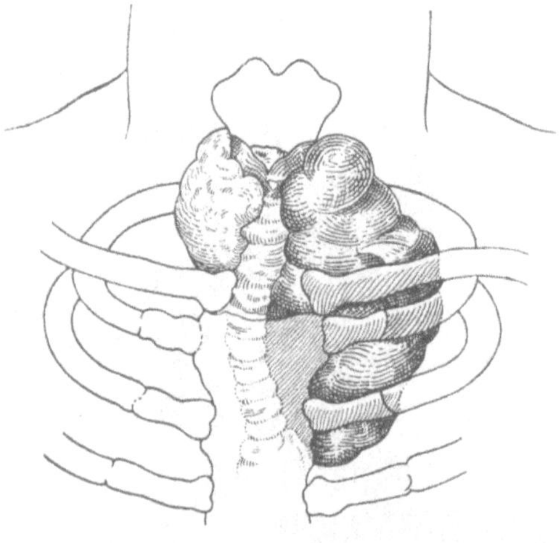

Abb. 33. Diagramm eines linksseitigen retrosternalen Kropfes nach CHRISTOPHER, Textbook of surgery Saunders 1942.

Wird das klinische Bild der Thyreotoxikose oder des Morbus Basedow durch entsprechende Grundumsatzwerte gestützt, ist die Diagnose weiter gefestigt; aber zuweilen erlebt man Grundumsatzwerte von wenig über + 20% bei sonst eindeutigen klinischen Bildern und umgekehrt hohe Werte bei nicht sehr ausgebildeten Erscheinungen; dann ist maßgebend das klinische Bild und nicht die Grundumsatzzahl. Ein ziemlich konstantes Symptom ist die zuerst von TH. KOCHER beschriebene Veränderung des weißen Blutbildes: Senkung der absoluten Zahl der weißen Blutkörperchen bis auf 5000 und darunter infolge einer Abnahme der polynukleären neutrophilen Zellen bei einer absoluten Zunahme der Lymphozyten. Die im histologischen Bilde des Vollbasedows fast nie vermißte lymphozytäre Infiltration steht wohl damit im Zusammenhang.

Die Behandlung toxischer Strumen ist zunächst Sache der inneren Medizin, abgesehen von den Fällen, in denen der Kropf gleichzeitig Druckerscheinungen macht. Aus USA werden neuerdings gute Ergebnisse mit dem radioaktiven Jodisotop 131 berichtet, das aber auf ältere Jahrgänge beschränkt bleiben sollte (WERNER, QUIMBY und SCHMIDT Am. J. of Medicine 1949.) Meistens wird die Chirurgie erst nach Versagen der konservativen Therapie einschließlich der Röntgenbehandlung mit der Operation dieser Strumen beschäftigt.

Während auch große „stille" Kröpfe abgesehen von einer mechanischen Behinderung durch Druck auf die großen Gefäße und übermäßige Beanspruchung des Herzens, das dann als „Kropfherz" (KRAUS) in die Erscheinung tritt, kaum einen wesentlichen Einfluß auf das Herz haben, sind die toxischen Strumen, vor allem der Basedowkropf mit z. T. erheblichen Herz- und Kreislaufstörungen verbunden. „An erster Stelle wird die Peripherie im Kreislauf abnorm erweitert, später kommt es zu einer kompensatorischen Mehrbelastung des Herzens. Mit der Peripherie steht und fällt die Prognose beim Basedowkranken. Gelingt es, die brachliegende Peripherie wieder zur Kontraktion ihrer Gefäße zu bringen, dann wird die Prognose günstiger." Als Ausdruck dieser Verhältnisse finden wir gewöhnlich eine Erhöhung des systolischen, bei Absinken des diastolischen Blutdruckes, also eine Vergrößerung der Amplitude. Durch eine richtige Vorbehandlung mit LUGOLscher Lösung steigt der periphere Strömungswiderstand an, Schlagvolumen und Minutenvolumen, Herzarbeit und Herzleistung und der Quotient des Herzminutenvolumens werden niedriger. Der systolische Blutdruck sinkt ab und nähert sich der Norm, während der diastolische ansteigt und die Blutdruckamplitude kleiner wird. (BIERHAUS, Chirurgie und Kreislauf, Wissensch. Verlagsges. m. b. H., Stuttgart 1949.)

Vorbehandlung: Erst die Einführung der Vorbehandlung mit anorganischem Jod nach PLUMMER und BOOTHBY von der Mayo-Klinik (1920) hat die früher hohe Sterblichkeit beim Morbus Basedow und den Thyreotoxikosen erheblich gesenkt, und zwar besonders durch Beeinflussung der sogenannten thyreotoxischen Krise (postoperative Basedowreaktion) am 1. oder 2. Tage nach der Operation. Gewöhnlich am 2. Tage nach der Operation des toxischen Kropfes setzten bei dem Operierten unter hohem Temperatur- und Pulsanstieg starkes Schwitzen, Zittern, Verwirrungszustände, Benommenheit, Zyanose ein. Es entwickelte sich ein äußerst bedrohlicher Zustand, der oft genug trotz aller Gegenmaßnahmen zum Tode führte. Diese ernste Komplikation, die ganz unabhängig von der Schwere der Operation eintritt, ist durch die Vorbehandlung nach PLUMMER erheblich seltener geworden, in ihrer Wirkung erheblich abgeschwächt und durch eine zielbewußte Therapie beeinflußbar. Die Sterblichkeit der Operation des Basedowkropfes hat sich durch die Vorbehandlung erheblich gesenkt. Diese Vorbehandlung nach PLUMMER und BOOTHBY hat sich denn auch fast allgemein durchgesetzt. Eine Ausnahme macht F. KASPAR-Wien (Zbl. Chir. Nr. 4—6, 1944) der mit Kalkpräparaten (intramuskulär oder intravenös) vorbereitet und damit eine Dämpfung des vegetativen Nervensystems bezweckt; er hatte damit bei 273 Operationen eine Mortalität von 0,4%. Auch KARL URBAN-Linz verwendet die PLUMMER-Vorbereitung nicht. Vielleicht liegen in Gegenden mit endemischem Hochgebirgskropf besondere Verhältnisse vor.

Die Ausführung der Vorbehandlung nach PLUMMER

Wir geben von der in Amerika offizinellen 5%igen LUGOLschen Lösung (Jod 5,0, Jodkalium 10,0 Aqua ad 100,0) am ersten Tage dreimal 5 Tropfen, dann täglich um einen Tropfen steigend bis dreimal 15 Tropfen und dann zurück[1]). Gewöhnlich tritt bei den Kranken, die außerdem täglich abends 1—2 Tabletten Luminal oder Bellergal bekommen, bei fleischfreier Diät bald eine weitgehende Beruhigung ein bei sinkender Pulsfrequenz und sinkendem Grundumsatz. Ist eine ausreichende Beruhigung eingetreten, wird operiert. Auch mehrere Tage nach der Operation wird die Lösung weitergegeben. Bei Neigung zum Erbrechen lassen wir die LUGOLsche Lösung inhalieren oder geben intramuskulär das injizierbare Dijodtyrosinpräparat Agontan. Noch auf dem Operationstisch bekommt der Kranke nach Abschluß der Operation einen Anstrich beider Oberschenkel mit Jodtinktur. Die Einwirkung des Jods auf das histologische Bild der Basedow-Schilddrüse ist wiederholt beschrieben. Am wichtigsten erscheint die Abflachung des hohen zylindrischen Follikelepithels mit Kolloidspeicherung in den Follikeln, das histologische Bild wird dem des Kolloid-

[1]) Die LUGOLsche Lösung des DAB, Jod 1,0 Jodkalium 2,0, Aqua ad 100,0 ist wesentlich schwächer!

kropfes ähnlich[1]). Selten erlebt man, daß Kranke auf die Plummerung nicht ansprechen. In solchen Fällen sahen wir von der Verabreichung von Chinin. hydrobrom. 0,2, 2—3mal täglich 1 Pulver, oft einen günstigen Einfluß.

Auf eine fleisch- und eiweißfreie Diät vor der Operation, wie sie ja auch bei der internen Behandlung der Krankheit üblich ist, weise ich besonders hin.

Vielfach erfordert gerade beim Basedowkranken das geschädigte Herz eine sorgfältige internistische Vorbehandlung, wohl meistens in Form der intravenösen Strophantinspritzen.

Mit der Möglichkeit einer toxischen Leberschädigung muß bei jeder lang bestehenden Basedowerkrankung gerechnet werden. WEGELIN fand einen geringen oder fehlenden Glykogengehalt des Leberzellprotoplasmas als Ausdruck dieser Schädigung, die durch Infusion von Traubenzucker vor der Operation zu beeinflussen ist. Endokrinologische Beziehungen zwischen Schilddrüse und Pankreas sind seit langem bekannt. Praktisch von Bedeutung ist, daß die Thyreoidektomie bei 50% der hyperthyreoten Diabetiker die Glukosetoleranz erhöht (JOHN, Endocrinology 1942). Besonders das toxische Adenom scheint Beziehungen zum Diabetes zu haben, REGAN und WILDER (Arch. int. Med. 1940) fanden beim toxischen Adenom 5,1% Diabetiker. Andere Beziehungen, die auf eine Gesamtschädigung des Pankreas bei der Hyperthyreose hindeuten, haben bis jetzt keine praktische Bedeutung für die Schilddrüsenchirurgie.

Die Operation

Die von uns fast ausschließlich bei der Behandlung des Kropfes geübte Operation ist die doppelseitige ausgedehnte Resektion mit Unterbindung aller vier Hauptgefäße. Seit einem Jahre verwenden wir als Unterbindungsmaterial meistens einen Perlon(Supramid)faden, der auch in dünnen Nummern griffig und zugfest und sicher sterilisierbar ist, aber wie früher Zwirn und Seide alle Nachteile des nicht resorbierbaren Fadens hat, der gelegentlich immer mal wieder zu einer Fistelbildung führen kann. Es empfiehlt sich daher, für die Naht der Kropfreste, die besonders bei Verwendung eines fortlaufenden Fadens gern Störungen macht, ein resorbierbares Material zu verwenden, als solches hat sich uns der Collafilfaden (BRAUN, Melsungen) allerbestens bewährt.

Nach einer vorbereitenden Pantopon-Scopolamin-Injektion (0,02 Pantopon und 0,0003 g Scopolamin) eine Stunde vor der Operation wird der Kranke möglichst

[1]) Bestrebungen, die LUGOLvorbereitung durch Vorbereitung mit sogenannten „thyreostatischen" Stoffen, deren wichtigster das Thiourazil ist, zu ersetzen, halten wir nach eigenen Erfahrungen für abwegig. Das Methylthiourazil macht eine sehr reichliche Durchblutung der Schilddrüse, die sich bei der Operation recht unangenehm auswirken kann; gibt man zum Abschluß der Vorbehandlung noch LUGOLsche Lösung, dann wird die Dauer der Vorbereitung auf mindestens drei Wochen ausgedehnt, während die LUGOLvorbereitung in etwa 8—14 Tagen beendet ist. Auch nach der Operation des Kropfes hat das Methylthiourazil einen Einfluß auf die belassenen Kropfreste, die sich manchmal rasch vergrößern. Ob eine Vorbereitung mit Methylthiourazil für jodempfindliche Kranke in Frage kommt, muß die Zukunft lehren. Besonders im amerikanischen Schrifttum wird eine wochen- und monatelange Vorbereitung mit Propylthiourazil günstig beurteilt, vor der Operation wieder LUGOLsche Lösung. Keinesfalls sollte eine Behandlung mit thyreostatischen Stoffen bei intrathorazischen Basedowstrumen angewandt werden (Gefahr der Trachealcompression durch die Vergrößerung des Kropfes!).

horizontal auf den Operationstisch gelagert mit nach dem Nacken zu gebeugtem Kopf. Die horizontale Lage von Kopf und Oberkörper ist wichtig. Kommt es zu einer Luftembolie, dann legt sich bei Kopfhochlagerung die im rechten Herz befindliche Luft geschlossen vor die A. pulmonalis und embolisiert diese und die größeren Lungenarterienäste; das soll gerade vermieden werden. Im Gegensatz zur Kopfhochlagerung sammelt sich bei Horizontallage des Kopfes die Luft mehr in der Mitte des rechten Ventrikels, wo sie synchron mit den Herzkontraktionen hin und her pendelt; die Luft wird dadurch besser mit Blut gemischt und in kleinen Mengen in die Lungengefäße getrieben (vgl. SIGURD FREY, Die Luftembolie. Erg. Chir. u. Orthop. 22. Bd., 1929). Bei großen Kröpfen mit Dyspnoe soll man sich nicht auf die übliche Lagerung versteifen, sondern den Kopf so lagern, daß der Kranke ohne große Beschwerden atmet. Ich rate, die günstigste Lage vorher im Bett mit dem Kranken ausfindig zu machen. Die Lage ist manchmal für den Chirurgen etwas unbequem, die Garantie der freien Atmung ist aber wichtiger. Bei schwerer Behinderung der Atmung durch Kompression und Erweichung der Trachea kann man durch Einführung des flexiblen Intubationsinstrumentes nach I. KORTH (Der Chirurg 1936)[1]) nach sorgfältiger Anästhesierung von Rachen und Kehlkopf mit einer 2%igen Pantocainlösung die Atmung während der Operation freihalten. Seit einiger Zeit verwenden wir bei der Operation von Strumen mit Behinderung der Atmung den für die Intubationsnarkose gebräuchlichen Magill- oder Woodbridge-Tubus (vgl. S. 36). Desinfektion der Halshaut mit Alkohol nach kranialwärts mit Einschluß der Kinn- und Unterkiefergegend, nach kaudalwärts bis fast zur Verbindungslinie der Brustwarzen.

Ausführung der Lokalanästhesie: Seit Jahren operieren wir jede Struma, gleich ob toxisch oder nicht, in örtlicher Betäubung. Wenn man sich tagelang vor dem Eingriff mit dem Kranken befaßt und ihm vor allem klar macht, daß er, abgesehen von einigen Nadelstichen und einem zeitweiligen Ziehen am Halse, keine Schmerzen spürt, läßt sich so auch der schwerste Basedowkropf operieren. Wertvoll ist, daß man den Kranken bei der ganzen Operation in der Hand behält, über Störungen z. B. bei der Atmung sofort unterrichtet wird und während der kritischen Phasen der Operation immer wieder phonieren lassen kann und so Schädigungen des N. recurrens am sichersten vermeidet[2]). Eine Zeitlang kombinierten wir beim toxischen Kropf die Lokalanästhesie mit einer zusätzlichen Lachgasnarkose, haben aber wegen der Behinderung durch die Narkosemaske und aus den oben erwähnten Gründen das Verfahren aufgegeben. Auch eine die Psyche des Kranken schonende rektale Avertinnarkose kombiniert mit Äther oder Lach-

[1]) v. REDWITZ, Bonn, aus dessen Klinik das Instrument stammt, hat im Anschluß an die Benutzung häufiger Pneumonien gesehen. Ich selbst erlebte nach der Benutzung eines SEIFERTschen starren Trachealrohres eine sehr unangenehme Tracheo-Bronchitis.

[2]) In den USA und in Großbritannien scheint die Lokalanästhesie gegenüber den intratrachealen Narkoseverfahren zurückzutreten. Jedenfalls wunderten sich amerikanische Chirurgen bei mir immer wieder über die gute Lokalanästhesie bei Kropfoperationen. Zum Beispiel beschreibt I. G. BOURNE (Brit. Med. J. 1947) für Operationen an Kopf und Hals eine Thiopenton (= Pentothal)-Lachgasnarkose kombiniert mit Curare (Tubocurarinchlorid); das Lachgas wird durch das Trachealrohr verabfolgt. Aber auch in USA warnt DONALD E. ROSS-Los Angeles vor der Narkose bei Hyperthyreoidismus wegen der Gefährdung von Herz und Leber, er operiert ausschließlich in Lokalanästhesie (Mortalität 0,5—0,9%) Am. J. of Surg. 1950).

gas machen wir nicht mehr. Das Avertin ist für die bei Basedowkranken immer geschädigte Leber keineswegs harmlos und die nie zu vermeidenden Atemstörungen erschweren die Operation. Wer bei der Operation der Struma auf die Lokalanästhesie verzichtet, gibt die besten Trümpfe aus der Hand.

Ist man gezwungen, bei Kinderkröpfen wegen einer Trachealkompression oder aus einer anderen dringlichen Indikation zu operieren, macht man am besten eine Äther-Sauerstoffnarkose, viele nicht zu junge Kinder operierten wir aber wie Erwachsene in Lokalanästhesie. Die Kinder müssen aber vorher den Chirurgen gut kennenlernen.

Die Anästhesie

Wir benutzen für die Lokalanästhesie eine einpromillige Pantocainlösung mit Zusatz von einem Tropfen der Suprarenin-Stammlösung auf 20 ccm Pantocain-

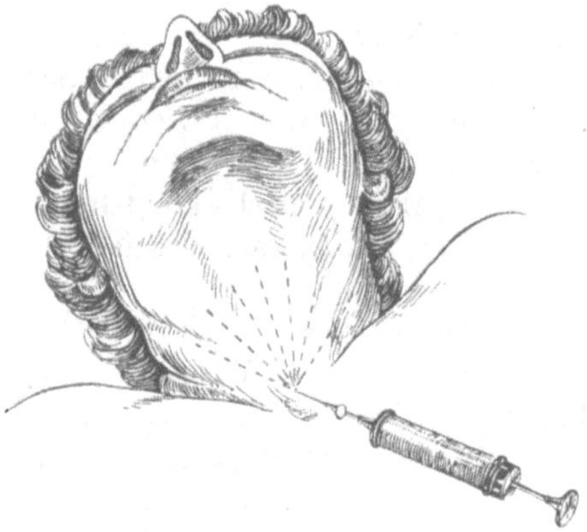

Abb. 34

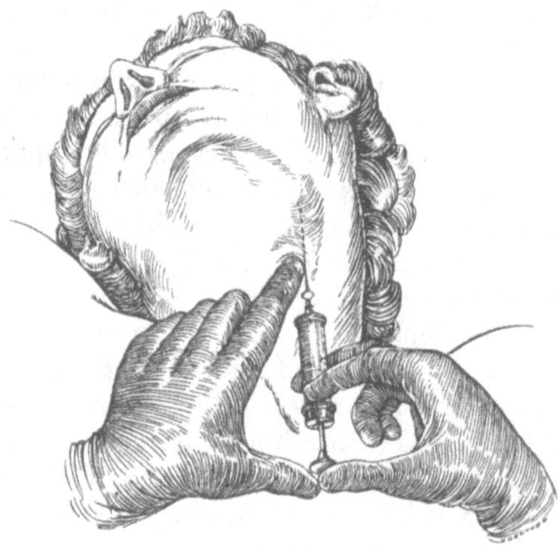

Abb. 35

Abb. 34. Fächerförmige subkutane Anästhesierung des Halses.
Abb. 35. Injektion des Anästhetikums an die A. thyr. sup. Nach Entwürfen von Frau Ilse Schäfer, Königstein i. T.

lösung. Die Wirkungsdauer des Pantocain ist wesentlich länger als die des Novocain. Einstich in der Mitte über dem Jugulum, Vorschieben der langen Strumanadel subkutan fächerförmig nach rechts und links unter fortwährendem Vorschieben des Kolbens, auch nach kranialwärts und kaudalwärts werden subkutane Depots von Pantocain angelegt. Auf diese Weise wird die ganze Vorderfläche des Halses subkutan infiltriert. Zum Schluß wird unter Drehung des Kopfes nach links ein tiefes Depot von 10 ccm der Lösung in die Gegend der rechten A. thyreoid. sup. (cranialis) eingespritzt und dann durch Drehung nach rechts in die Gegend der linken gleichnamigen Arterie. Immer wieder überzeugt man sich durch Ansaugen, daß die Nadel nicht in ein Gefäß geraten ist; Einspritzen von Pantocain oder Novocain in die Blutbahn kann recht unangenehme Krämpfe auslösen. Mit 60—80 ccm der Lösung kommt man auch bei großen Kröpfen aus. Bei großen Strumen sind zur subkutanen Infiltration mehrere Einstiche erforderlich, auf die Injektion an die Superiores wird wegen der Veränderung der anatomischen Verhältnisse in solchen Fällen verzichtet (Abb. 34 und 35). Auch während der ganzen Operation liegt dauernd die Pantocainspritze bereit, teils zur Ergänzung der Anästhesie in der Tiefe, teils zur Quellung der Gewebe, die sich dann viel leichter präparieren lassen, z. B. bei der Darstellung der A. thyreoid. caudalis. Erfahrungsgemäß wird Suprarenin von Basedowkranken sehr schlecht vertragen. Wir verwenden daher bei den Operationen aller toxischen Kröpfe als Zusatz zur Pantocainlösung das Tonephin, und zwar geben wir zu je 100 ccm einpromilliger Pantocainlösung 1 ccm der käuflichen Tonephinlösung. Es empfiehlt sich, zur Erzielung einer einwandfreien Blutleere bis zur Operation etwa $^1/_2$ Stunde zu warten (H. Flörcken und A. Wald, Kongreß d. D. Ges. f. Chir. 1938). Die Paravertebralanästhesie am Halse ist nicht ungefährlich und sollte nicht mehr geübt werden. Die Leitungsanästhesie der Hautäste der Nn. auriculares magn., cutaneus colli und supraclavicularis muß mindestens doch noch durch subkutane Pantocaindepots ergänzt werden.

Nach Ausführen der Lokalanästhesie wird das ganze Operationsfeld vom Kinn bis herunter zur Verbindungslinie der Brustwarzen mit der offizinellen Jodtinktur des DAB. angestrichen, auch bei toxischen Kröpfen, hier ergänzt der Anstrich die Vorbereitung mit Lugolscher Lösung. Bei jodempfindlichen Kranken benutzt man eins der Ersatzpräparate.

Abdeckung des Operationsfeldes

Zwei quadratische Tücher mit einer Seitenlänge von etwa 80 cm werden mit der rechten und linken Hand an je einer Ecke zusammengefaßt und unter den leicht

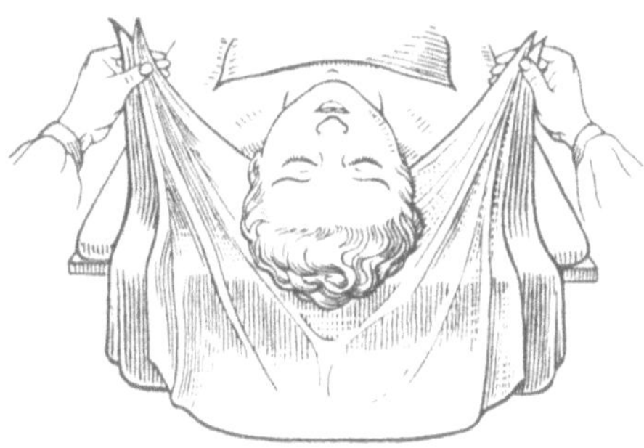

Abb. 36

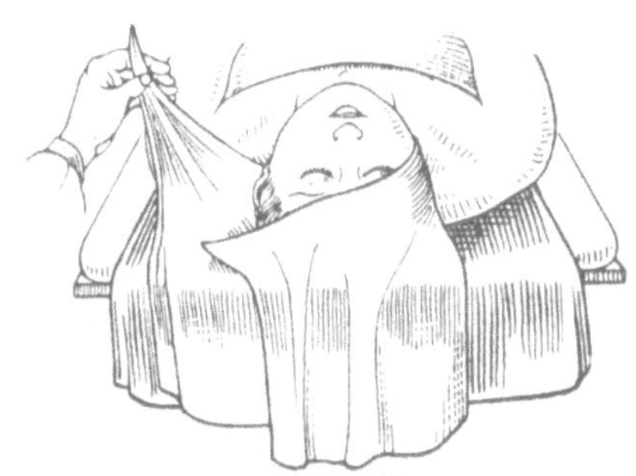

Abb. 37

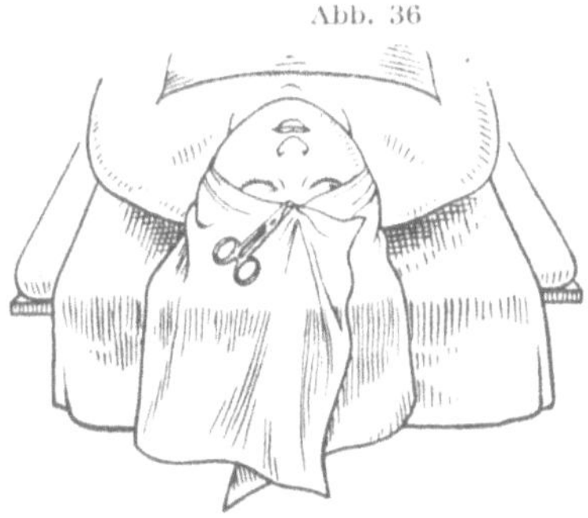

Abb. 38

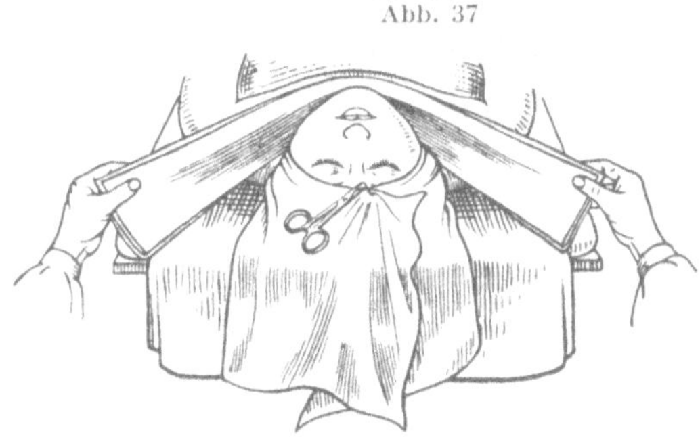

Abb. 39

Abb. 36—39. Abdecken des Gesichtes vor der Operation.

angehobenen Kopf gelegt, Wiederauflegen des Kopfes, das obere Tuch wird um den Kopf geschlagen, und die beiden Enden werden mit einer Tuchklemme nach BACKHAUS auf der Stirn vereinigt, ein zusammengefaltetes Handtuch wird dann kranzförmig um das Gesicht gelegt, und dessen Enden werden ebenfalls mit einer BACKHAUSklemme am Scheitel miteinander befestigt. Der freie Rand des Handtuches wird mit einer doppelten Mull-Lage bedeckt, die also dem Gesicht nicht fest aufliegt. Weiteres Abdecken des Patienten wie bei jeder anderen Operation (vgl. Abb. 36—40). Der Operateur trägt Gummihandschuhe, darüber Zwirnhandschuhe, die mehrmals gewechselt werden.

Schnittführung

Wir machen einen querverlaufenden Schnitt am Halse etwa zwei querfingerbreit kranialwärts vom Jugulum (oft besteht an dieser Stelle eine Hautfalte, die benutzt werden sollte). Seitlich geht der Schnitt rechts und links etwas über den Rand des Kopfnickers hinaus; besonders bei größeren Kröpfen wird der Fehler gemacht, die Enden des Schnittes zu weit nach kranialwärts zu führen. Durch dieses Abweichen von dem Verlauf der LANGERschen Hautspalten wird die Narbe an den Enden dann breit und unschön. Eine Verlegung des Hautschnittes weiter nach kaudalwärts ins Jugulum empfiehlt sich nicht, die Wundfläche wird unnütz vergrößert und die zuweilen kaum sichtbare Narbe kann bei Frauen später nicht durch eine Halskette verdeckt werden, wie bei dem von uns geübten, etwas weiter kranial gelegenen Schnitt (Abb. 40).

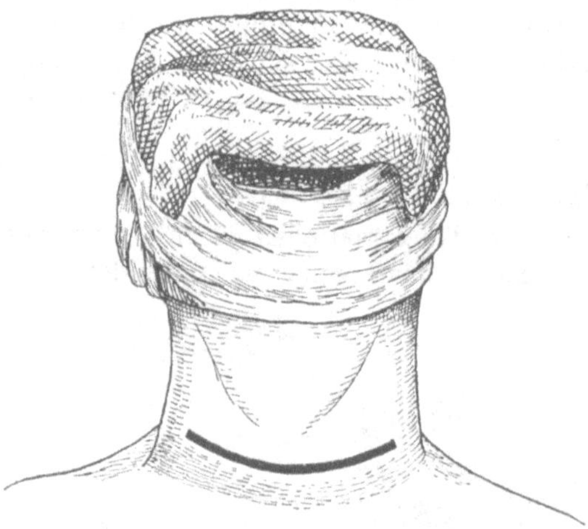

Abb. 40. Fertige Abdeckung und Kragenschnitt.

Der Schnitt durchtrennt die Haut und das — ganz verschieden ausgebildete — Platysma möglichst in einem Zuge. Einige oberflächliche Venen werden doppelt unterbunden und durchtrennt. Von dem Schnitt aus wird ein Haut-Platysmalappen nach kranialwärts präpariert und mit Stieltupfern soweit von der Unterlage abgeschoben, daß die Gegend der oberen Schilddrüsenpole später gut erreichbar ist, der Lappen wird mit zwei BACKHAUSklemmen am Kinntuch befestigt (s. Abb. 42). Auch nach kaudalwärts ist eine beschränkte Ablösung von Haut und Platysma zweckmäßig.

Die jetzt gut sichtbaren Vv. jugulares anteriores werden nach vorsichtiger Einkerbung der Faszie etwa fingerbreit kranialwärts vom Schnitt mit einer KOCHERsonde unterfahren, doppelt unterbunden und durchtrennt. Die sorgfältige Unterbindung dieser Venen, die bei großen Kröpfen oft erheblich gestaut sind, ist wegen der Gefahr der Luftembolie sehr wichtig, ebenso verfährt man mit den Vv. jugu-

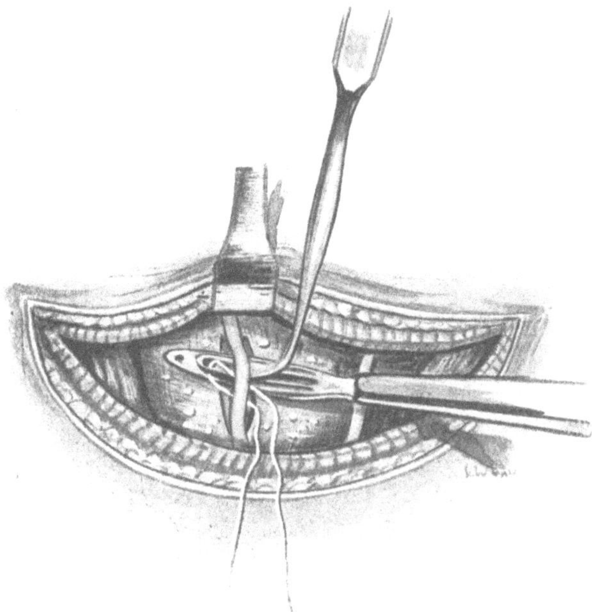

Abb. 41. Durchtrennung von Haut und Platysma, doppelte Unterbindung der oberflächlichen Venen vor der Durchtrennung, beiderseits erscheint der Rand des Kopfnickers.

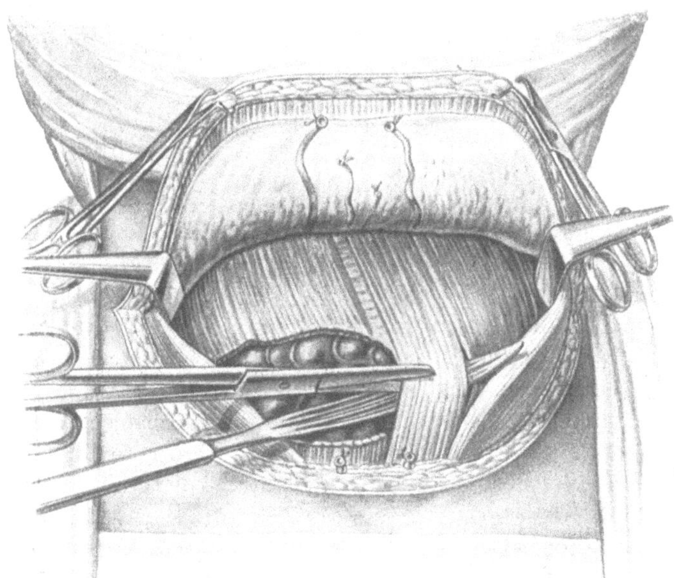

Abb. 42. Fixierung des Haut-Platysmalappens am Tuch, Durchtrennung der vord. Halsmuskeln, oberflächliche Venen sind nach doppelter Unterbindung durchtrennt.

lares obliquae, die beiderseits am vorderen Rande des Kopfnickers verlaufen (vgl. Abb. 41). Mit beiden, etwas gekrümmten Zeigefingern wird dann der Kopfnicker jederseits stumpf von den darunterliegenden Halsmuskeln unter der Faszie abgeschoben. Rechts lateral etwa in Höhe des Kopfnickers wird dann die vordere Halsmuskulatur an umschriebener Stelle bis auf die Kropfkapsel inzidiert und auf einer

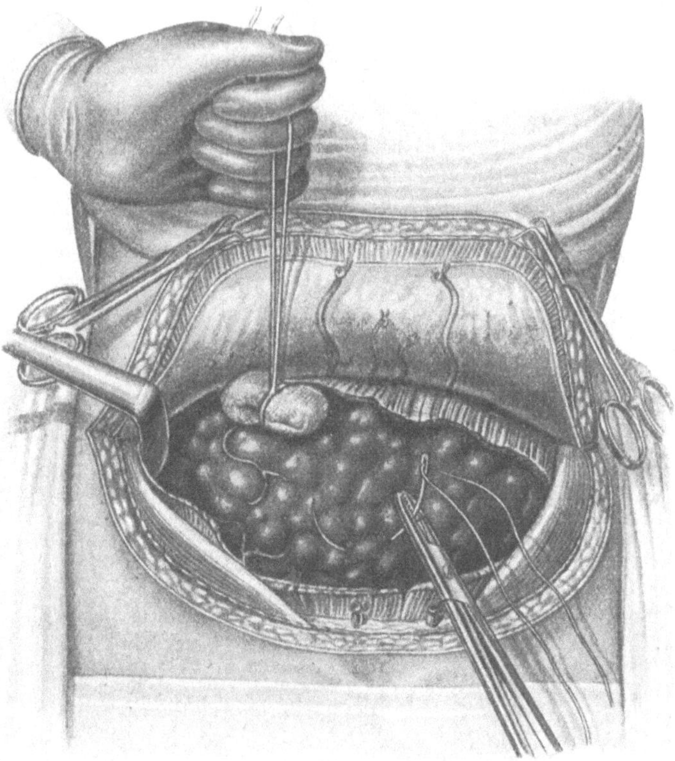

Abb. 43. Mit drehrunder Nadel und kräftigem Seidenfaden wird in das Kropfgewebe eingestochen, nach Ausstich wird der Faden über einem Tupfer geknüpft, so läßt sich der Kropf ohne jede Berührung mit dem Finger anziehen.

langen KOCHERsonde, die zwischen Muskulatur und Kapsel durchgeführt wird, durchtrennt. Zeigt sich, daß in dieser Gewebsschicht noch ein stärkeres Gefäß verläuft, wird es vor der Durchtrennung unterbunden (vgl. Abb. 42).

Bei kleinen, gut zugänglichen Kröpfen kann auf die Durchtrennung der Muskulatur verzichtet werden, bei allen größeren Kröpfen erleichtert sie aber das weitere Vorgehen sehr und gibt nach späterer Naht der Muskulatur ein einwandfreies kosmetisches Resultat.

Jetzt liegt der Kropf in der Kropfkapsel vor. Einige dicke Seidennähte, die mit großer drehrunder Nadel durch die Masse des Kropfgewebes möglichst an gefäßfreier Stelle geführt und über einen Tupfer geknüpft werden, geben jetzt eine gute Handhabe, mit der man viel besser als mit jedem Instrument den Kropf je nach Bedarf in jede beliebige Richtung ziehen kann. Im Verlaufe der Operation werden,

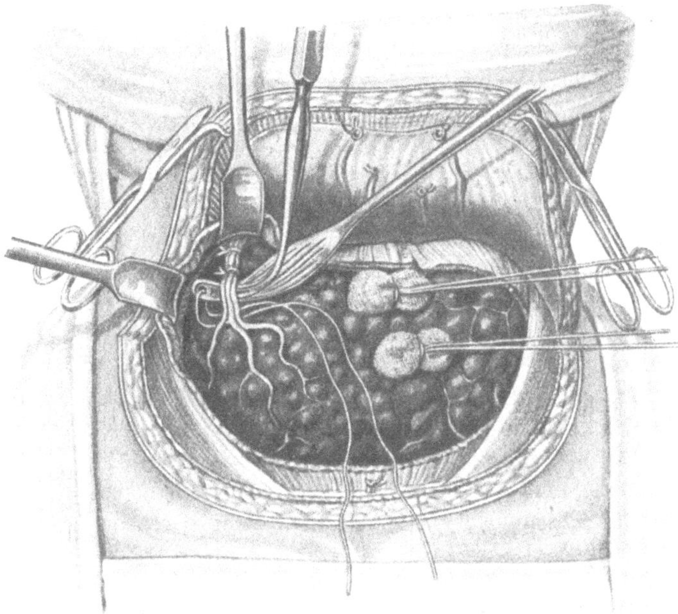

Abb. 44. Unterbindung des ventralen Astes der A. thyr. sup. (cranialis), zentral doppelte Unterbindung!

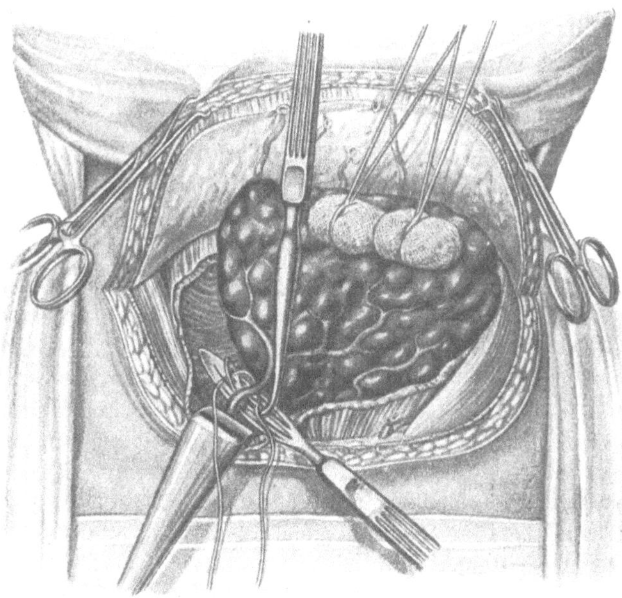

Abb. 45. Unterbindung der A. thyr. inf. caudalis weit lateral in der Kontinuität, Phonieren lassen! der N. recurrens kommt nicht zu Gesicht!

wenn nötig, weitere derartige Fäden angelegt (vgl. Abb. 43). In den seltenen Fällen, wo man auf einen besonders weichen, blutreichen, ödematösen Kropf kommt, wo also alle Fäden durchschneiden, benutze ich statt der erwähnten Fäden Hämorrhoidenklemmen.

Normalerweise wird man jetzt zunächst an den oberen Pol rechts herangehen. Es erscheint die A. thyr. superior (cranialis), die meistens in zwei Partien unterbunden wird, zuerst ein ventraler, dann ein dorsaler Ast. Um ein Abgleiten der Ligatur und damit eine recht unangenehme Blutung aus dem zurückschlüpfenden zentralen Gefäßstumpf zu vermeiden, unterbinden wir jedes Gefäß so, daß zentral zwei Ligaturen nebeneinander angelegt werden, peripherisch legen wir meistens eine kräftige Seidenligatur an und durchtrennen das Gefäß auf der durchgeführten Kochersonde zwischen der Seidenligatur und den beiden zentralen Collafilfäden. Vor der Unterbindung spritzen wir einige Tropfen der Pantocain-Suprareninlösung mit feinster Nadel in die Adventitia der Gefäße, um dem Kranken den zuweilen unangenehmen Schmerz, der durch die Sympathikusfasern vermittelt wird, zu ersparen. Die Freimachung des oberen Poles wird sodann vollendet; dabei schadet es nicht, wenn zur Schonung der kranialen Epithelkörperchen etwas Schilddrüsengewebe zurückbleibt.

Wieder mit Hilfe der beschriebenen „Kletterligaturen" wird nun der Kropf luxiert. In die zuweilen recht beträchtliche, nach herzwärts reichende substernale Höhle kommt provisorisch eine Kompresse, die etwaige freiliegende Venenlumina tamponiert. Ein Langenbeckscher Haken zieht jetzt den rechten Kopfnicker nach lateral und vorsichtig präparierend mit feiner anatomischer Pinzette und Stieltupfer — nach vorheriger Infiltration des lockeren Bindegewebes mit Pantocain-Suprareninlösung — sucht man jetzt die A. thyreoidea inferior (caudalis), die nun möglichst weit lateral an der Kreuzung mit der A. carotis comm., die schonend mit einem Langenbeckschen Haken nach außen gezogen wird, nach Umfahren mit der Kochersonde mit einem kräftigen Collafilfaden unterbunden wird. Vorher läßt man den Patienten vor der Unterbindung eines jeden Gewebsstranges phonieren — wir lassen einfach „a" sagen —, um sich zu überzeugen, ob nicht etwa der N. recurrens gefährdet ist. (vgl. S. 39). Zuweilen sieht man den Nerven als weißen Strang verschiedenen Kalibers und erkennt an dem mit dem Arterienpuls synchronen rhythmischen Ziehen des Stranges („Glockenzugphänomen" nach Stierlin) den Rekurrens. Von einem Präparieren des sehr empfindlichen Nerven sehen wir aber immer ab. Jetzt sind am unteren Pol meist noch einige Venen zu unterbinden, und nun erscheint die Trachea (Abb. 46).

Sowohl rechts wie links fahndet man jetzt nach einem Lobus pyramidalis (Vergrößerung des Processus pyramidalis), der nach dem Schildknorpel zu entwickeln ist. Er wird — wieder nach präparatorischer Einspritzung von Pantocain-Suprareninlösung — isoliert und muß jedenfalls mitreseziert werden; man hüte sich dabei vor einer Verletzung der Kehlkopfmuskulatur.

Jetzt tritt der Operateur an die linke Seite des Patienten, und die linke Kropfhälfte wird genau so freigemacht wie die rechte.

Ist der Isthmus breit und wulstig, hat es keinen Sinn, ihn zu erhalten; einen schmalen Isthmus lassen wir mit Rücksicht auf die Gefäßversorgung der Kropfreste unangetastet. Soll der Isthmus durchtrennt werden, führt man zwischen ihm

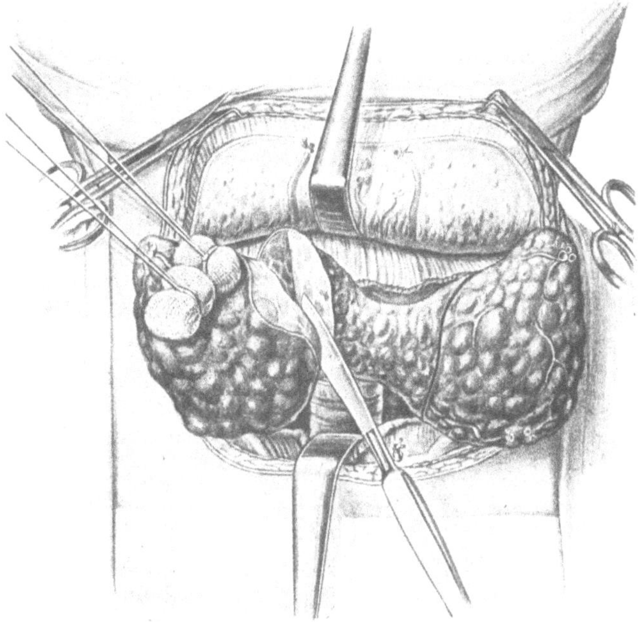

Abb. 46. Resektion der rechten Kropfhälfte bei erhaltenem Isthmus.

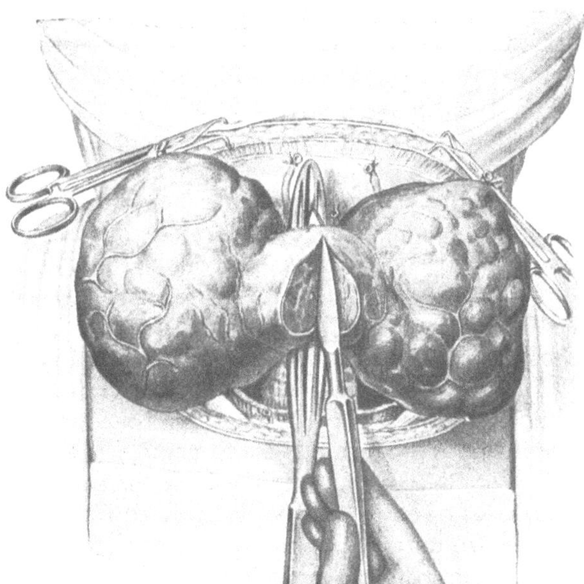

Abb. 47. Durchtrennung des Isthmus auf einer KOCHERsonde zwischen Trachea und Isthmus durchgeführt.

und der Trachea eine KOCHERsonde durch und durchtrennt den Isthmus mit dem Messer, wobei man die Schneide zur Schonung des Instrumentes nach oben richtet.

Es folgt eine ausgedehnte Resektion, die man so macht, daß man zunächst links unter Anziehen der nun freien Kropfhälfte von der Schnittfläche des Isthmus aus nach lateral auf den Kropf einschneidet und soviel Gewebe entfernt, daß der zurückgelassene Rest etwa walnußgroß ist. Wichtig ist, von der Kapsel soviel zurückzulassen, daß der Stumpf gut mit Kapsel gedeckt werden kann. Manchmal muß man die Schnittfläche mit der Mayo-Schere noch etwas konkav zurechtschneiden. Von kranial nach kaudal wird jetzt der Kropfrest vernäht. Von der rechten Seite des Patienten aus wird nun die rechte Kropfhälfte in gleicher Weise reseziert. Man legt zunächst eine Knopfnaht kranial durch die Mitte des Schnittrandes und kaudal ebenfalls durch die Mitte, der Faden wird geknüpft, und dann näht man fortlaufend den Rest so zusammen, daß alles mit Kapsel gedeckt ist. Es folgt die Naht des Restes rechts in genau derselben Weise. Die Muskelstümpfe des Sternohyoideus und des Sterno thyreoideus werden mit gebogener Klemme gefaßt, und nun vergewissert man sich schematisch durch Absuchen des Operationsfeldes erst rechts dann links von der Trachea von der exakten Blutstillung. Wo immer noch eine umschriebene Blutung beobachtet wird, muß sie gefaßt und unterbunden werden; muß man Gefäße in der Nähe des Rekurrens unterbinden, immer wieder phonieren lassen! Glaubt man, daß die Blutstillung vollkommen ist, läßt man zum Schluß den Patienten husten, es kommt vor, daß sich die mangelhafte Ligatur einer Vene löst, die dann erneut unterbunden werden muß. Es folgt die Naht der Muskulatur. Die Muskelstümpfe werden mit Collafilknopfnähten gefaßt, die Fäden bleiben zunächst lang; auf einer gebogenen Klemme, die von innen nach außen geführt wird, wird dann die Muskulatur nahe der Mitte über dem Schnittrande der Hautwunde inzidiert und ein Glasdrain, dessen Länge nach der Tiefe der Wunde ausgewählt wird, nach der Seite der größten Wundfläche eingeführt (vgl. Abb. 48). Man hüte sich dabei peinlich vor der Verletzung einer Vene, die mal auf die vorgedrückte Klemme geraten könnte. Manchmal verwächst die Drainstelle mit der Narbe und bewegt sich beim Schlucken mit der adhärenten Muskulatur. Bei nicht sehr großer Wundhöhle kann man zur Vermeidung dieser Komplikation ein dünnes, mehrfach gelochtes Gummidrain zwischen der Naht der Kropfkapsel und der Muskulatur quer durchführen und beiderseits seitlich aus der Wunde herausleiten. Wir pudern jetzt nach länger dauernder und schwieriger Operation die ganze Wunde mit Marbadal und knüpfen die Fäden bei leicht nach vorn gebeugtem Kopf, die Hautränder werden nach Entfernung mit Jodtinktur bestrichen, und nun werden Haut und Platysma sehr sorgfältig geklammert. Bedecken der Wunde mit Blattsilber. Verband (Abb. 49).

Bei komplikationslosem Verlauf werden die Klammern nach 2 Tagen, den Operationstag eingerechnet am 3. Tage, entfernt, das Drain einen Tag später; so erzielt man eine strichförmige, sehr kosmetische Narbe. Immer mal wieder tauchen Vorschläge auf, die Drainage zu unterlassen, das kann gewiß oft gut gehen, kürzt aber meist die Wundheilung nicht ab und verhindert auch nicht die Bildung von Seromen, die in die Narbe durchbrechen, so daß die Methode auch kosmetisch keinen Vorteil hat; andererseits wurden nach drainloser Naht bedrohliche Trachealkompressionen durch Blutungen gesehen.

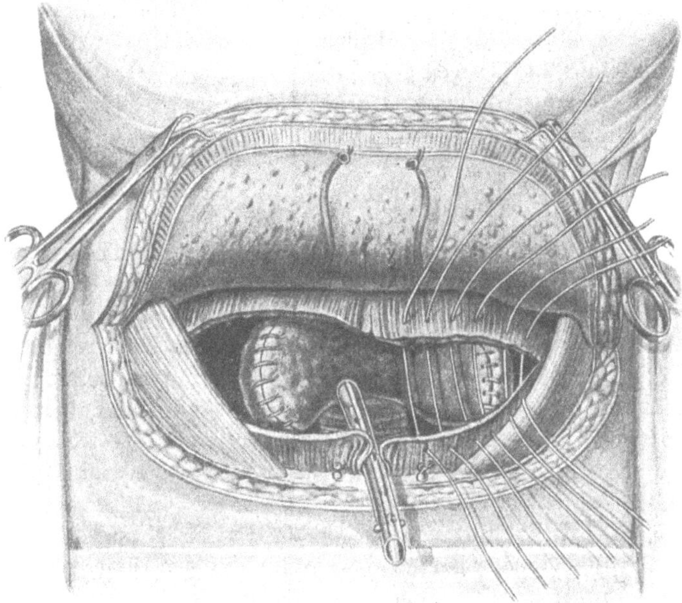

Abb. 48. Die Schilddrüsenreste sind vernäht, Drainage durch eine Muskellücke in der Mittellinie, Muskelnähte gelegt, noch nicht geknüpft.

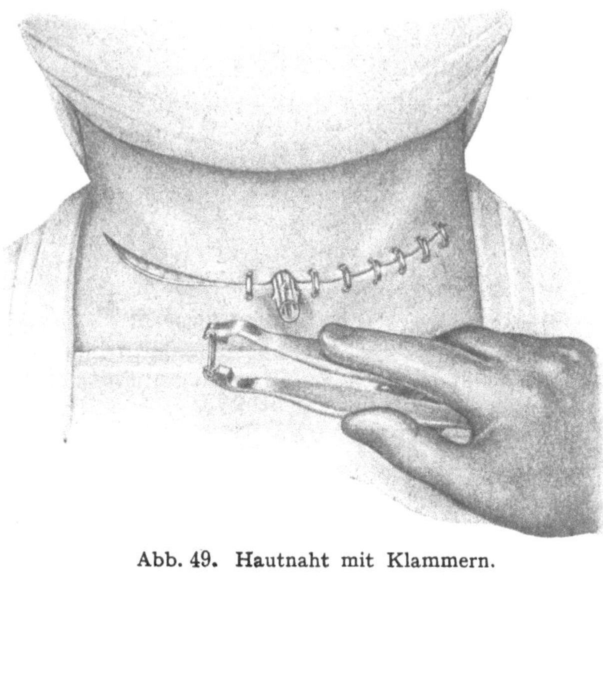

Abb. 49. Hautnaht mit Klammern.

Diese klassische Operation kann von zahlreichen Zufällen durchkreuzt werden, die oft rasches Handeln erfordern und nicht mit Unrecht hat man die Kropfoperation den Prüfstein des Chirurgen genannt.

Störungen der Atmung

Bei großen und besonders substernalen Kröpfen stellt sich zuweilen schon zu Beginn der Operation, begünstigt durch die Infiltration der Gewebe mit der Anästhesierungsflüssigkeit eine oft bedrohliche Atemnot ein. Hier hält man sich nicht lange mit der Unterbindung der Polarterien auf, sondern legt sofort nach der Durchtrennung der Muskulatur Kletterligaturen an und luxiert unter Zug nach kranialwärts mit dem Zeigefinger die substernalen Partien auf beiden Seiten. Die substernale Höhle wird provisorisch mit Bauchtüchern oder Kompressen tamponiert. Oft ist jetzt die Dyspnoe schlagartig behoben, die Zyanose weicht, die Atmung wird ruhig. Hält aber die Dyspnoe an oder wird sie sogar stärker, so ist an einen Kollaps der erweichten Trachea zu denken, dem man zunächst dadurch wirksam begegnen kann, daß man sich durch einen Assistenten die beiden Kropfhälften auseinanderziehen läßt. Nach Abtragen der beiden Kropfhälften sorgt man dann, wie bereits erwähnt, durch lange Fäden, die durch den Kropfrest jederseits oder extramuzös durch die Trachea geführt und außen auf der Haut geknüpft werden, für eine Dauerdistraktion der weichen Trachealwände. (Abb. 50). So wird eine Tracheotomie, die meistens eine unangenehme Komplikation für die Wundheilung bedeutet, gewöhnlich zu vermeiden sein.

Bei freier Atmung holt man dann in aller Ruhe die Unterbindung der Aa. thyreoideae superiores (craniales) nach und kann gewöhnlich auch die Inferiores in üblicher Weise unterbinden. Etwa abgerissene tiefe Venen lassen sich nach schrittweiser Beseitigung der provisorischen Tamponade meistens fassen und unterbinden. Die sog. „Struma retropharyngea" (vgl. S. 12) läßt sich nach Durchtrennung der vorderen Halsmuskeln meistens unschwer mit dem Finger luxieren, sorgfältige Blutstillung! Wo eine mehr diffuse Blutung besonders in der Tiefe noch Schwierigkeiten macht, verwendet man mit Erfolg das amerikanischen Präparaten (Oxycel u. a.) ähnliche „Gelita" (Braun-Melsungen), das in entsprechend großen Stücken trocken oder mit physiol. Kochsalzlösung angefeuchtet auf die blutende Stelle gedrückt wird; ich machte mit dem Mittel recht gute Erfahrungen.

Die Operation mit Intubation

Seit Einführung der endotrachealen Narkose an meiner Abteilung sind wir dazu übergegangen, vor der Operation aller Strumen, die nach Röntgenbild, Tracheoskopie und klinischem Verhalten eine Beeinträchtigung der Atmung zeigen, die Intubation mit dem Magill- oder Woodbridge-Tubus auszuführen.

Technik der Intubation (Dr. W. Heitmann)

Zur Vorbereitung auf die Intubation gibt man dem Kranken eine Stunde vor Operationsbeginn eine Ampulle Dilaudid-Atropin i. m. und eine halbe Stunde später, 30 Tropfen einer 2%igen Codeinlösung. Die Anästhesie des Rachens wird mit einer 2%igen (!) Pantocainlösung mit Spray ausgeführt. Die tieferen Regionen des Rachens und des Kehlkopfes werden mit Tupferträgern, die mit dem gleichen Anästhetikum getränkt sind, ausgewischt. In die Trachea instilliert man schließlich noch 1ccm mittels einer Trachealspritze. Die Gesamtmenge des erforderlichen Anästhetikums soll nach Möglichkeit nicht mehr als 4ccm betragen. Um Intoxikationserscheinungen infolge allzu schneller Resorption zu vermeiden, setzt man pro ccm einen Tropfen Suprarenin der Lösung 1:1000 hinzu. Nachdem alle Würgereflexe erloschen sind, kann die Intubation ausgeführt werden. Dies geht so vor sich, daß man entweder mit dem Laryngoskop nach FOREGGER den Larynx direkt einstellt oder bei indirekter Beleuchtung und Darstellung der Stimmritze den Tubus (MAGILL- oder WOODBRIDGE) mit Hilfe einer Intubationszange einführt. Je nach Größe und Ausdehnung des Kropfes wird man den Patienten mehr oder weniger rückwärts gebeugt lagern. Manchmal gelingt die Intubation auf diesem Wege nicht, besonders bei nervösen und dyspnoischen Kranken oder bei starker Kehlkopfverlagerung. In solchen Fällen kann die pernasale Intubation noch zum Erfolg führen. Man nimmt hierfür einen NÉLATON-Katheter mittlerer Größe, macht ihn mit einer 2%igen Novocainsalbe gleitfähig und führt ihn in leicht nach vorne gebeugter Kopfhaltung pernasal ein. Der Katheter erhält durch die Kopfhaltung seine entsprechende Richtung und findet ohne instrumentelle Hilfe den Weg in die Trachea. Ein leichter Hustenanfall gibt im allgemeinen die richtige Lage des Katheters an. In jedem Falle soll man aber das charakteristische Atemgeräusch an der Katheteröffnung bei geschlossener Nase und Mund prüfen. Sitzt der Tubus an richtiger Stelle, so wird er mit Heftpflasterstreifen befestigt. Um seine Durchgängigkeit durch Biß oder Muskelkrampf nicht zu verhindern, legt man in die Mundöffnung einen angefeuchteten Bindenkopf oder Gummikeil, die gleichfalls befestigt werden. Die freie Atmung ist nunmehr auch bei schwierigsten Situationen vollauf gewährleistet. Man könnte jetzt die Operation in endotrachealer Narkose durchführen, wir ziehen aber auch jetzt die Lokalanästhesie in der üblichen Weise vor. Da man natürlich auf das Phonieren verzichten muß, soll man in der kritischen Rekurrensgegend besonders vorsichtig sein. Mit dem Patienten wird verabredet, daß er sich durch eine Bewegung eines Fußes bemerkbar macht, wenn er in einer Phase des Eingriffs Schmerzen spürt. Nach Entfernung des Tubus bleibt der Operierte noch einige Zeit zur Beobachtung in der Nähe des Operationssaales; zuweilen wird es zweckmäßig sein, Schleim, der sich in den Luftwegen angesammelt hat, abzusaugen. Die Intubation ist fraglos bei stenosierenden Strumen eine große Erleichterung; wir operierten bis jetzt 12mal in dieser Weise ohne Zwischenfälle.

Blutungen

Schlimm ist das Abreißen einer meistens wandveränderten A. thyr. inf. (caudalis), die Blutung ist erschreckend. Auch jetzt wird zunächst fest tamponiert und dann der Versuch gemacht, das blutende zuführende Ende der Arterie zu fassen. Man hüte sich, mit den Klemmen dabei zu nahe an die Hinterfläche des Kropfes heranzukommen, eine Verletzung des Rekurrens wäre die unangenehme Folge. Gelingt es nicht, in kürzester Zeit die Arterie zu fassen, dann durchtrennt man — immer unter Tamponade der Blutung — den M. sternocleidomastoideus an seinem sternalen und klaviovikularen Ansatz und läßt ihn fest nach medial ziehen. Werden jetzt die großen Halsgefäße A. carotis comm. und V. jugularis int. mit LANGENBECKschem Haken ebenfalls nach medial gezogen, dann erscheint der Truncus thyreocervicalis, der sich nun gut unterbinden läßt. Man hüte sich, die dicht dahinter am vorderen Skalenusrande gelegene A. vertebralis damit zu verwechseln (Abb. 51, nach KIRSCHNER). Meist wird man ohne dieses etwas komplizierte Vorgehen, das ich für den Notfall angegeben habe, auskommen (H. FLÖRCKEN, BRUNS Beitr. 1922).

Ungleich leichter lassen sich die Blutungen aus den Stümpfen einer abgerissenen A. thyr. superior (cran.) stillen, man muß sich nur die Muskulatur in der richtigen Schicht fest nach kranialwärts ziehen lassen. Die im Notfalle immer mögliche Unterbindung der A. carotis externa habe ich nie zu machen brauchen.

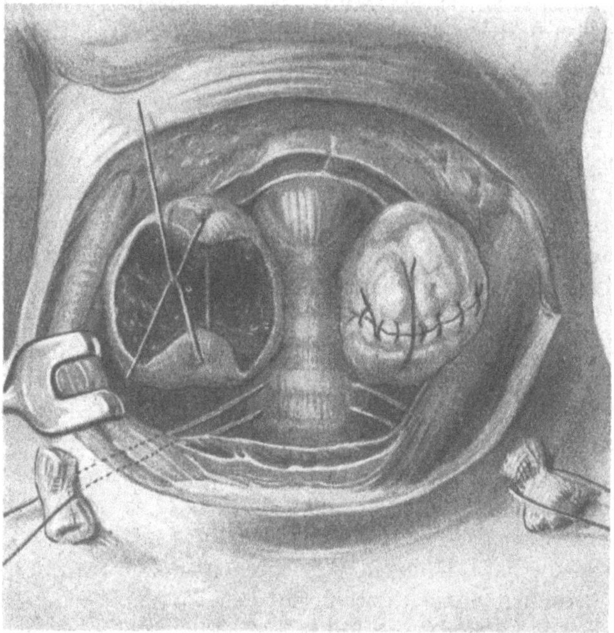

Abb. 50. Hier ist die ausgedehnte Reduktion der beiden Kropfseiten vorgenommen. Die zurückbleibenden Drüsenplatten werden von oben nach unten vernäht mit einstülpenden Nähten (LEMBERT). Zur Entfaltung der kollabierten Trachea ist R. u. L. je ein extramuköser Faden angebracht, der außen über einem Tupfer geknüpft wird.

Nervenschädigungen

Neben Störungen der Atmung und Blutungen spielt bei Kropfoperationen die Möglichkeit einer Verletzung der Kehlkopfnerven eine Rolle. Dabei ist eine Schädigung des N. laryngicus cran., der lediglich den M. cricothyreoideus ext. innerviert, der als „Spanner" Ring- und Schildknorpel zueinander hält, sehr selten und praktisch ohne Bedeutung. Bei einer sorgfältigen Isolierung der oberen Schilddrüsengefäße ist eine Verletzung des Nerven mit Sicherheit zu vermeiden. Das als Verletzungsfolge ab und zu beobachtete „Verschlucken" verschwindet nach kurzer Zeit spontan. Anders der N. recurrens, der beim Präparieren in der Gegend der A. thyr. inferior (caudalis) geschädigt werden kann. Der beste Schutz gegen eine Schädigung ist, wie schon betont, die Operation in Lokalanästhesie mit der Möglichkeit, den Patienten während der kritischen Operationsphasen immer wieder phonieren zu lassen. Vor der Durchtrennung soll man jeden Gewebsstrang in verdächtiger Gegend mit feiner anatomischer Pinzette zart zusammendrücken und phonieren lassen; bei der geringsten Änderung der Stimme muß die Unterbindung und Durchtrennung unterbleiben. Ebenso soll vor jeder Unterbindung phoniert werden. Über die verschiedenen Formen der Rekurrenslähmung und die Möglichkeit einer therapeutischen Beeinflussung vgl. Dr. GEORG SCHOLZ, S. 75. Neuerdings weist MAX MICHAEL SIMON-POUGHKEEPSIE, New York (The J. of the intern. College of Surgeons April 1951) darauf hin ,daß die A. thyreoidea inf., die A. carotis communis und der N. recurrens

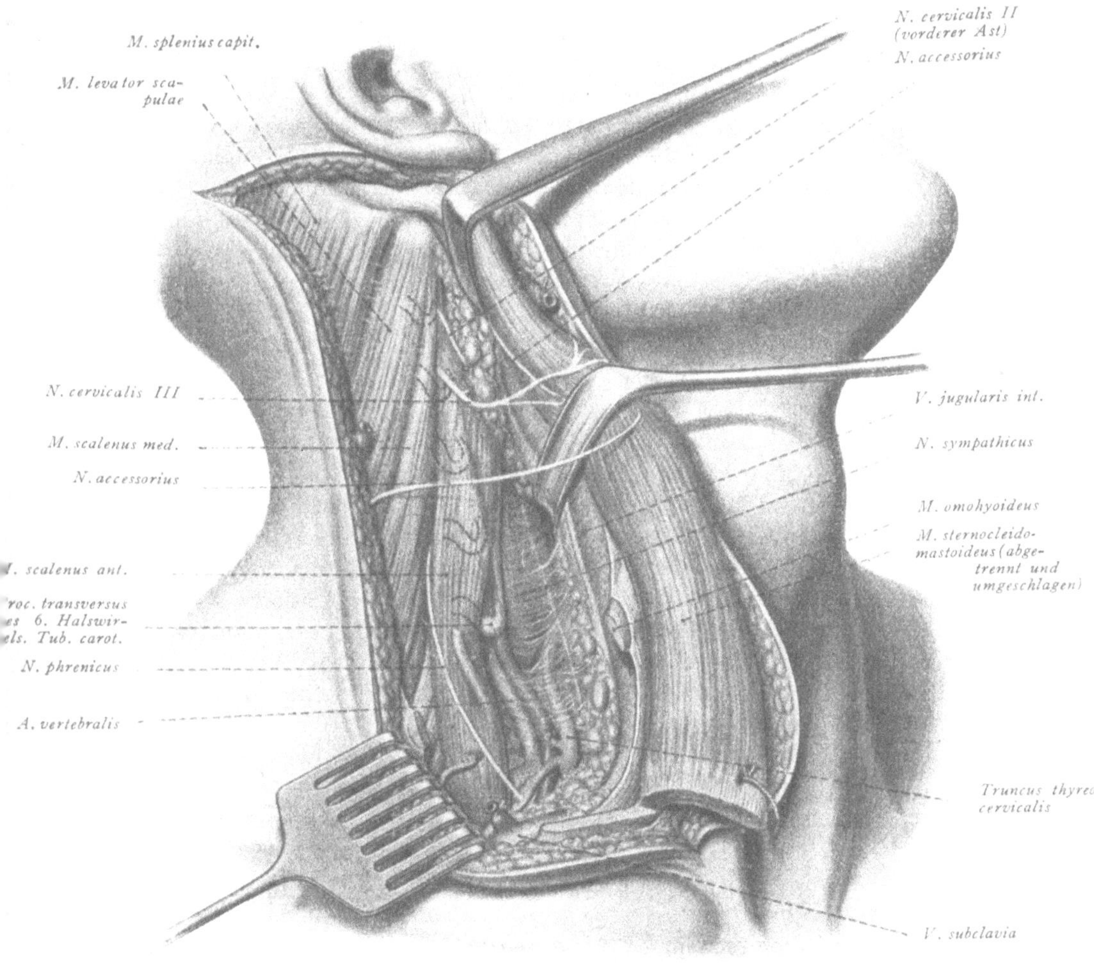

Abb. 51. Die Freilegung des Truncus thyreocervicalis nach KÜTTNRR. Der Kopfnicker ist peripher durchtrennt und nach vorne umgeschlagen. Der M. omohyoideus ist durchschnitten. Unter den Mm. levator scap., scalenus ant. und med. sintl die Querfortsätze der Halswirbel durch punktierte Linien angedeutet. Aus dem Truncus thyreocervicalis verläuft die A. transversa scapulae thoraxwärts. Nach M. KIRSCHNER.

ein Dreieck bilden. Der Nerv stellt dabei die Basis des auf dem Kopf stehenden Dreiecks dar, die beiden Arterien bilden die Seiten. Die meisten Verletzungen des Nerven erfolgen in der Umgebung der Äste der unteren Schilddrüsenarterie. Die Darstellung des Dreiecks gibt eine gewisse Sicherung gegen eine Schädigung des Rekurrens.

Zuweilen kommt es trotz einwandfreier Schonung des Nerven entweder direkt im Anschluß an die Operation oder einige Tage später zu einem Stridor, der bedrohliche Formen annehmen kann und laryngoskopisch als doppelseitige Postikuslähmung mit Verschluß der Stimmbänder in die Erscheinung tritt. Bei der Entstehung spielen die Schädigungen des Ramus post., der ja den M. cricoarytaen.

post., den sogenannten Respirationsmuskel, mit symphatischen Fasern versorgt, eine Rolle. Die Störungen können ausgehen von den sympathischen Fasern in der Adventitia der A. thyreoidea inferior. Bei Auftreten eines Stridors soll man von der Erwägung ausgehen, daß meist ein Glottisödem zusätzlich die Atmung erschweren kann, und sofort intravenös eins der üblichen Kalziumpräparate anwenden. Meistens ist dieser Stridor im Gegensatz zu der anatomischen Schädigung des Postikusanteils des Rekurrens flüchtig. Ich erlebte es zuweilen, daß schon nach Stunden der Stridor behoben war ohne weitere Folgen. Immer muß man dabei auch an eine akute Tetanie (Spasmus der Stimmbänder) durch Schädigung verlagerter Epithelkörperchen denken, in solchen Fällen ist neben intravenösen Kalziuminjektionen A. T. 10 wirksam; möglichst baldige Bestimmung des Kalziumspiegels.

Tracheotomie bei doppelseitiger Postikusparese

Trotz des meistens raschen Schwindens des bedrohlichen Stridors soll man sich nicht davon abhalten lassen, bei Anhalten der Erscheinungen die Atmung durch eine möglichst rasche Tracheotomie freizumachen. Die Erstickungsgefahr wird sofort behoben, und meistens kann man schon nach wenigen Tagen die Kanüle entfernen. Das ist natürlich nicht der Fall, wenn wirklich eine doppelseitige anatomische Postikusparese besteht, die als Folge der Kropfoperation wohl nur dann sich ausbildet, wenn es sich um eine Rezidivoperation handelt und infolge der ersten Operation bereits eine einseitige Lähmung bestand. Über die Möglichkeiten, bei doppelseitiger Postikuslähmung durch laryngologische Eingriffe den Zustand zu bessern, vgl. Dr. Georg Scholz.

Die Operation der retrosternalen Struma

Die retrosternale Struma, über deren Ausdehnung man sich vorher im Röntgenbild und durch Tracheoskopie gut unterrichten kann, läßt sich meistens leicht luxieren, wenn man nach Anlegen der erwähnten Kletterligaturen vorsichtig nach kranialwärts zieht und dabei — an der linken Seite mit dem linken, an der rechten Seite mit dem rechten Zeigefinger — zwischen Sternum und Kropfkapsel eingeht und den Kropf schonend nach kranialwärts drückt. So lassen sich auch die größten substernalen Kröpfe meistens luxieren. Immer empfiehlt es sich, die A. thyreoidea inferior (caudalis) vorher zu unterbinden, um ein Abreißen zu vermeiden. Ist der substernale Teil ganz oder zum größten Teil zystisch degeneriert, dann entleert sich die Zyste meistens schon bei Anlegen der Kletterligaturen, der Sack fällt zusammen und das weitere Vorgehen ist einfach. Hat man mit dem Luxieren eines großen Kolloidkropfes Schwierigkeiten, dann spaltet man die Kropfkapsel, räumt die Kolloidmassen aus und luxiert dann die Kapsel mit den Kolloidresten. In den seltenen Fällen, wo ein derber substernaler Kropf „wie eingemauert“ sich nicht luxieren läßt, bleibt die Spaltung des Manubrium sterni nach Sauerbruch, am besten mit der Sternumschere nach Lebsche. (Abb. 52, 53, 54 nach Sauerbruch.)

Ich habe dieses Verfahren nur einmal anwenden müssen. Selbstverständlich ist eine sorgfältige Vorbereitung dieser Kranken, die mit Anfällen von Asphyxie zum Chirurgen kommen; dabei ist die Anwendung des Morphium, da es das Atembedürfnis herabsetzt, zu empfehlen auch während der schmerzhaften Nachbehandlung, die sonst zu Pneumonien führen kann.

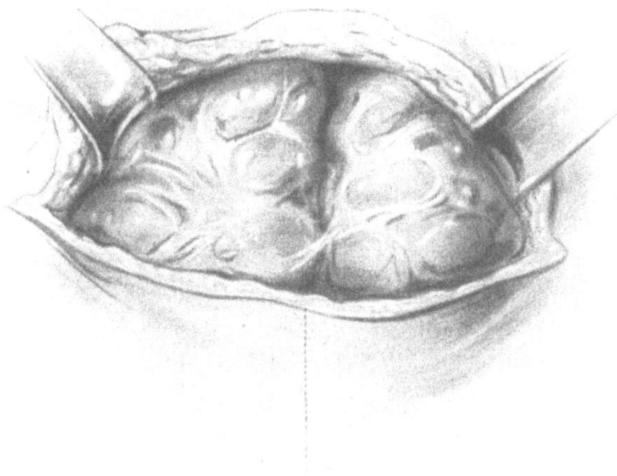

Abb. 52. Operation eines mediastinalen Kropfes. Freilegung der Kropfkapsel. Nach F. SAUERBRUCH, Chirurgie der Brustorgane, Springer 1925.

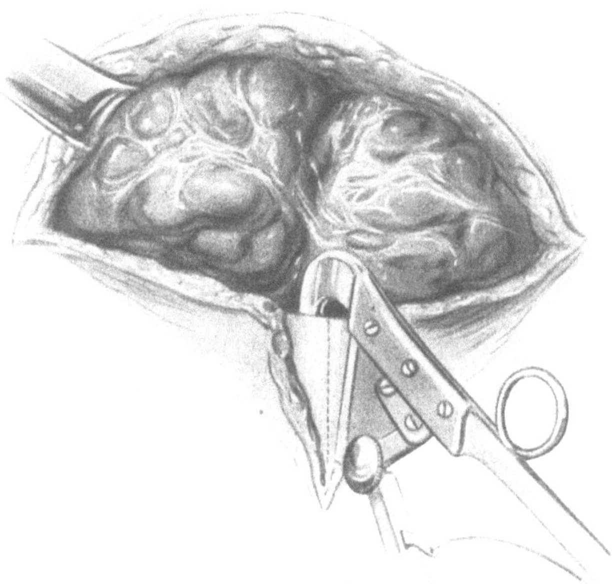

Abb. 53. Operation eines mediastinalen Kropfes. Einkerbung des Brustbeines in der Mittellinie. Nach F. SAUERBRUCH, Chirurgie der Brustorgane, Springer 1925.

Technisches Vorgehen: Kragenschnitt wie gewöhnlich, besonders sorgfältige Unterbindung der immer gestauten Halsvenen. Nach Durchtrennung der Muskulatur wird mit einem breiten Elevatorium, das sich immer hart an der Hinterfläche des Manubrium sternie in der Mittellinie hält, die Hinterwand freigemacht, und nun wird die Sternumschere nach LEBSCHE von kranial nach kaudal eingeführt und das

Manubrium genau in der Mittellinie durchtrennt. Durch Einsetzung von zwei scharfen Knochenhaken wird der Spalt zum Klaffen gebracht. Es folgt jetzt die Entwicklung der retrosternalen Strumateile. Während der Arbeit am Knochen empfiehlt sich die Einschaltung einer kurzen Evipan-Narkose.

Durch Anwendung der Intubation wird die Sternumspaltung fast immer zu vermeiden sein.

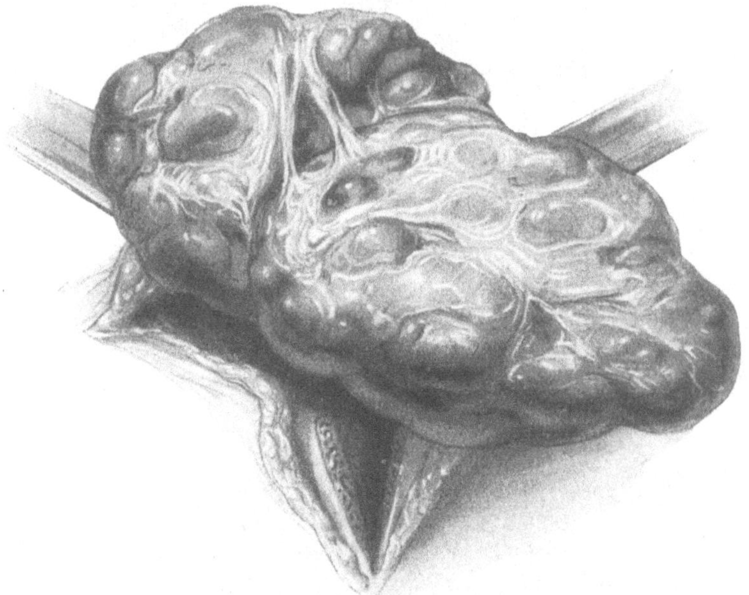

Abb. 54. Operation eines mediastinalen Kropfes. IV. Der Kropf nach Entwicklung aus der Brusthöhle. Nach F. SAUERBRUCH, Chirurgie der Brustorgane, Springer 1925.

Zur Vermeidung der Nachteile der SAUERBRUCHschen Spaltung des Sternums: zuweilen nicht genügender Zugang zum Mediastinum, Schwierigkeiten bei der Versorgung des Knochenspalts, sind verschiedene andere Vorschläge gemacht und auch praktisch erprobt. Die temporäre Exartikulation des Schlüsselbeins im Schlüsselbein-Brustbeingelenk der betroffenen Seite schafft einen besseren Zugang nur dann, wenn das Schlüsselbein das Hindernis für die Entwicklung der retrosternalen Struma bildet.

JOHN HERTZ-Kopenhagen (The Journ. of the intern. College of Surgeons March 1951) hat die schräge Osteotomie durch den kranialen Teil des Sternums (JOHAN HOLST) zu einem praktisch brauchbaren Verfahren entwickelt: Von der Mitte des Kragenschnitts Längsschnitt über die Mitte des Manubrium sterni, stumpfes Freimachen der Hinterfläche der oberen seitlichen Sternalecke bis zum l. Interkostalraum; mit einer vorsichtig durchgeführten GIGLIsäge wird die obere seitliche Sternalecke von der Mitte des Jugulum bis zum unteren Rand der 1. Rippe durchsägt. Im Notfalle kann noch eine Durchschneidung der 2. Rippe und eine Durchtrennung des M. scalenus hinzugefügt werden. Zur Schließung ist nur eine einzige Knochennaht erforderlich. Das Verfahren läßt sich auch in Lokalanästhesie durchführen.

Die Struma des hinteren Mediastinums

Eine seltene, aber wie es scheint, typische Variante des intrathorazischen Kropfes ist die Struma des hintern Mediastinums, URBAN-Linz hatte unter 8500 Operationen nur zwei solche Fälle und LAHEY fand unter 700 intrathorazischen Strumen keine einzige.

ÉRIC NÈGRE und ANTOINE BALMES (J. de Chir. 66, 1950) konnten mit einer eigenen Beobachtung 16 Fälle zusammenstellen. Wie auch bei den Strumen des vorderen Mediastinums kommen freie intrathorazische Kröpfe vor und solche, die mit der Schilddrüsengegend in Verbindung stehen, Sitz ist immer die rechte Thoraxhälfte und zwar der Raum zwischen V. cava sup., Truncus brachio-cephalicus Wirbelsäule, Trachea mit Ösophagus und Pleura mediastinalis.

Die radiologische Untersuchung kann lediglich den Tumor im rechten oberen Teil des hintern Mediastinums feststellen, die sorgfältige klinische Untersuchung kann zuweilen Beziehungen zur Schilddrüse nachweisen.

Operation in endotrachealer Intubationsnarkose: Längsschnitt zwischen Skapula und Wirbelsäule, Resektion der 3. 4. und 5. Rippe, nach sorgfältiger Unterbindung des in Höhe der oberen Thoraxapertur verlaufenden Gefäßstils, der mit der A. thyr. inf. in Verbindung steht, ist die Entwicklung der Tumoren gewöhnlich nicht schwer. R. NISSEN-New York (Arch. kl. Ch. 265, 1950) entfernte mit der gleichen Technik eine Struma des hintern Mediastinums und ein Schilddrüsenkarzinom erfolgreich. Damit gehört die Operation derartiger Strumen aber schon in das Kapitel der Thoraxchirurgie.

Einseitige Resektion, die Enukleation

Die geschilderte doppelseitige ausgedehnte Resektion der kropfigen Schilddrüse mit Unterbindung aller vier Gefäße sollte die Regel sein, sie ist vor allem durch die Untersuchungen von ENDERLEN und HOTZ gut begründet. In seltenen Fällen besteht eine ausgesprochen einseitige Kropfentwicklung. Die andere Seite zeigt dabei eine kleine, durchaus normale Schilddrüsenhälfte. In solchen Fällen läßt man die gesunde Seite unangetastet, reseziert aber die kranke Seite noch ergiebiger. Wo aber auf der weniger befallenen Seite eine auch nur geringfügige Kropfentwicklung nachweisbar ist, etwa in Form eines Adenoms, wird diese Seite genau so behandelt, wie die manifest kropfige Seite.

Andere Eingriffe, wie sie bei den Strumen früher üblich waren, spielen keine sehr große Rolle mehr: Die Enukleation größerer isolierter Kolloidknoten ist keineswegs der kleinere, ungefährlichere Eingriff, da es nach Ausräumung der Knoten infolge der fehlenden Gefäßunterbindungen erheblich bluten kann. Der Eingriff hat aber eine Berechtigung bei der doppelseitigen Resektion, wo man zuweilen aus einem schmalen Parenchymmantel größere Knoten enukleiert; jetzt ist die Blutung nach der vorausgegangenen Unterbindung aller vier Gefäße meistens unerheblich.

Das mit dem etwas anspruchsvollen Namen der „Exothyreopexie" belegte Verfahren der Vorlagerung substernaler drückender Kropfknoten sollte der Geschichte angehören, ebenso wie die Totalexstirpation der Schilddrüse bei schweren Basedowfällen, wie sie SUDECK vorgeschlagen hat.[1])

[1]) Es ist vielleicht von Interesse, daß neuerdings in USA die totale Thyreoidektomie zur Behandlung des diffusen toxischen Kropfes wieder vorgeschlagen wurde (SCOTT und RAMEY, J. chir. Endocrin. 1949).

Die Luftembolie

Hier muß noch einer Komplikation gedacht werden, deren Eintritt höchste Gefahr für den Kranken bedeutet und die schnellstes Handeln erfordert: Die Luftembolie. Sehr wichtig ist die Prophylaxe, auf die wiederholt hingewiesen wurde: 1. horizontale Lagerung des Kopfes; bei der Kopfhochlage legt sich bei Eintritt der Embolie die im rechten Herzen befindliche Luft geschlossen vor die A. pulmonalis und embolisiert diese und die größeren Lungenarterienäste, während in Horizontallage die Luft mehr in der Mitte des rechten Ventrikels synchron mit den Herzkontraktionen hin und her pendelt; die Luft wird so mit Blut gemischt und in kleinen Mengen in die Lungengefäße getrieben. 2. Sorgfältige Unterbindung einer jeden Vene vor der Durchtrennung. Außer dem zuweilen hörbaren schlürfenden Geräusch bei Lufteintritt in die Vene hört man am Herzen das oft sehr laute mit dem Herzschlag synchrone „Mühlengeräusch". Dabei ist das klinische Bild sehr ernst: initialer Aufschrei, fehlende Atmung, aussetzender Puls, Unruhe, Bewußtlosigkeit. Hier soll unverzüglich eine Punktion des rechten Ventrikels und Ansaugen der Luft gemacht werden. Angeblich wurden mit dieser nicht schwierigen Methode, die vorübergehend sehr kritisch beurteilt wurde, wiederholt Menschenleben gerettet (vgl. z. B. Weese, Zbl. Chir. 1943).

Technik: Der rechte Ventrikel wird am sichersten erreicht neben dem linken Sternalrand, am Rande des 5. Rippenknorpels mit einer 6—10 cm langen dünnen Kanüle. Die Kanüle wird nach dem Einstich etwas nach der Mitte zu geneigt und erreicht den rechten Ventrikel im allgemeinen in einer Tiefe von 4—5 cm (E. K. Frey). Sigurd Frey-Hannover, früher Königsberg, ein auf diesem Gebiete besonders erfahrener Chirurg, unterzieht die mit Punktion des rechten Ventrikels behandelten Fälle einer Kritik (Der Chirurg 1950, H. 5) nach ihm ist die Ansicht, daß bei einer Luftembolie „blutiger Schaum", wie Weese und andere berichten, im rechten Ventrikel zu finden ist, irrig; in der Hauptsache trete die Luft im Herzen und in der Lungenschlagader in Form von Blasen auf, der günstige Verlauf der punktierten Fälle wird auf die außerdem eingeleitete konservative Therapie (künstliche Atmung, Sauerstoffzufuhr, Kreislauf- und Atmungsmittel) zurückgeführt, bei gesundem Kreislaufsystem gehen Luftembolien glücklicherweise meist günstig aus. Für protrahierte Fälle empfiehlt Frey Freilegung des Herzens und Absaugen der Luft aus der A. pulmonalis mit Kanüle oder dünnem Katheter.

Die Entstehung eines echten mediastinalen Emphysems nach Luxieren retrosternaler Kröpfe ist durch genaue Untersuchungen von Gustav Seidl-Graz nur zu erklären durch eine intrapulmonale Drucksteigerung infolge behinderter Ausatmung bei bestehender Tracheomalazie; eine Eröffnung des Mediastinums mit Absaugen der Luft aus dem Pleuraraum bringt meistens Besserung.

Will man die etwas hypothetisch gewordene Aspiration von Luft in das Bindegewebe des Mediastinums nach Luxieren des Kropfes vermeiden, tamponiert man vorübergehend mit feuchten Kochsalzkompressen. Die Komplikation ist im allgemeinen harmlos, gewöhnlich bildet sich das Emphysem ohne weiteres Zutun zurück. Ernster ist der sehr seltene ein- oder doppelseitige Pneumothorax während oder unmittelbar nach einer Kropfoperation. Bei erschwerter Atmung soll man an diese Komplikation denken (Röntgenbild!).

Therapie: Punktion der Pleura durch den 2. Interkostalraum in der Medio-Klavikularlinie, Absaugen der Luft unter Wasser (Lindon-Seed).

Die „fraktionierte" Operation bei schweren toxischen Kröpfen

Wenn sich trotz sorgfältiger Vorbehandlung eines toxischen Kropfes mit LUGOLscher Lösung manchmal trotz Sinkens des Grundumsatzes keine rechte Beruhignng des Kranken einstellt, kann man eine Teilung der Operation in Erwägung ziehen und in einer ersten Sitzung lediglich etwa die A. thyreoidea superior (cranialis) der einen oder beider Seiten ausführen und die Resektion der einen oder beider Schilddrüsenhälften in einer zweiten Sitzung folgen lassen. Eine so „fraktionierte" Operation kann noch schwere Basedowfälle retten, die sonst verloren sind. Ich führte die Operation einmal erfolgreich in vier Abschnitten aus: Unterbindung der A. thyreoid. sup. rechts, Unterbindung der A. thyreoid. sup. links, Resektion rechts und Resektion links, habe aber in den letzten Jahren eine solche Teilung nicht mehr nötig gehabt (Journ. internat. Chir. 1936). Immer soll der erste Eingriff möglichst klein sein, meistens die Unterbindung einer A. thyreoidea superior (cranialis).

Technik: Am besten macht man auch hier den gewöhnlichen Kragenschnitt nach KOCHER. Ist der Haut-Platysmalappen nach kranialwärts präpariert und am Tuch fixiert, Verziehen des Kopfnickers nach außen, Unterspritzen der vorderen Halsmuskeln in Ausdehnung der beabsichtigten Durchtrennung mit Pantocain-Suprarenin- bzw. Tonephin-Lösung. Nach Durchtrennung zieht ein LANGENBECKscher Haken die Muskeln nach kranialwärts, Unterfahren des ventralen Astes der Arterie mit der KOCHERsonde, doppelte Unterbindung und Durchtrennung, unter Zug an einem Seidenfaden, der den oberen Pol durchsticht, wird nun der dorsale Ast gesichtet und ebenfalls unterbunden. Kontrolle der Blutstillung, Muskelnähte, Haut und Platysma werden in der üblichen Weise geklammert. Je nach der Erholung des Patienten folgt dann nach 14 Tagen bis 3 Wochen die gleiche Operation links und nach weiteren 14 Tagen die Resektion doppelseitig oder einseitig, immer unter Benutzung der früheren Kragenschnittnarbe. Man sollte bei einer solchen Teilung der Operation nicht beide Gefäße einer Seite in einer Sitzung unterbinden, weil danach Ernährungsstörungen der entsprechenden Schilddrüsenhälfte bis zur Totalnekrose beobachtet wurden (BROMEIS-Tübingen, Chirurg. 1930; MERKE, Bruns Beiträge 140. Bd.).

Der Verband nach der Kropfoperation wird so angelegt, daß nach Bedeckung der Wunde mit Blattsilber eine ganze Reihe von Tupfern auf die Wunde und deren Umgebung aufgelegt und mit einer Kompresse fixiert werden, darüber kommt eine breite Mullbinde, die fest angezogen wird und mit den üblichen Touren der Stella pectoris et dorsi über Brust und Rücken und nach dem Kopf zu mit einigen Stirntouren fortgesetzt wird. Eine besondere Fixation des Kopfes, etwa durch Einbinden einer KRAMERschiene über Kopf und Schultern, wenden wir nicht mehr an.

Die Nachbehandlung

Die „thyreotoxische Krise" und ihre Behandlung

Der Operierte wird halbsitzend im Bett gelagert. Beschwerden beim Schlucken, der Hustenreiz und die Schwierigkeiten beim Aushusten werden mit den üblichen Mitteln bekämpft. Dabei geben wir dem Dolantin und dem Novalgin den Vorzug, vor den Opiaten. Wichtig ist der Bronchitiskessel, der den Kranken meist sichtliche Erleichterung bringt. Auch bei sorgfältigster Blutstillung ist meistens nach zwei

Tagen der ganze Verband blutig durchtränkt. Am 2. Tage werden die Klammern, am 3. bis 5. Tage wird das Drain entfernt; dabei soll man einen Fibrinzylinder, der sich im Drain gebildet hat, mitentfernen, wo er sich gebildet hat, ist meistens die Heilung glatt. Nicht selten wölbt sich einige Tage später die Narbe an der Drainstelle vor, und es entleert sich ein Serom, das mit der Wasserstrahlpumpe abgesaugt werden soll; auch diese Fälle mit etwas verzögerter Heilung sind noch als Heilungen per primam intentionem zu bezeichnen. Ist es zu einer Infektion gekommen, so wird die Sekretion aus der Drainstelle bald eitrig; nur selten ist es aber erforderlich, die Drainstelle zu erweitern um den Abfluß des Eiters zu beschleunigen.

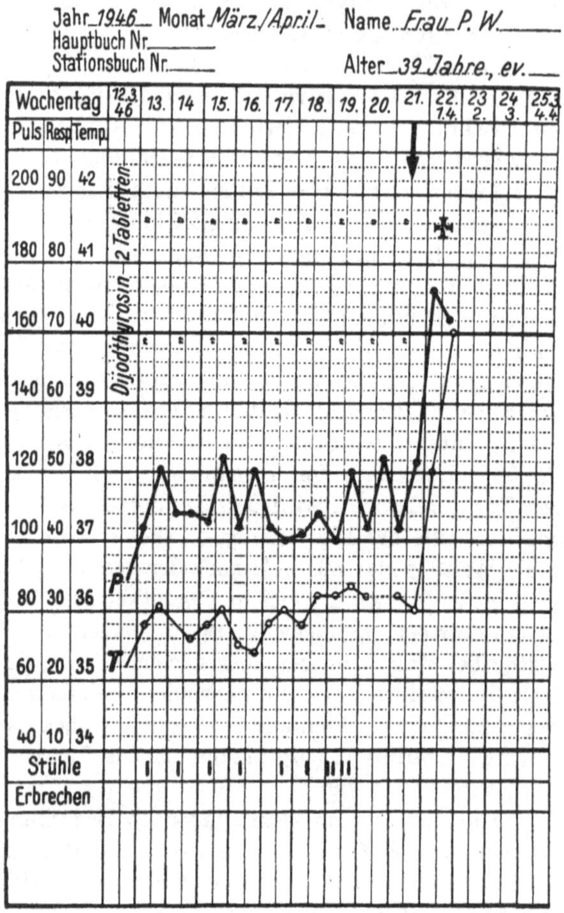

Abb. 55. Tödlich verlaufene postoperative thyreotoxische Krise.

Ganz gewöhnlich zeigen alle Kropfoperierten etwa vom 2. Tage nach der Operation ab einen leichten Temperaturanstieg. Ernstere Wundinfektionen wurden bei uns seit der regelmäßigen Marbadal-Prophylaxe nicht mehr gesehen, sie erfordern natürlich eine Wundkontrolle, und je nach Ausfall der bakteriologischen Untersuchung des Eiters eine intensive Behandlung mit Sulfonamiden oder Penicillin (200—500000 O.E., in dreistündlichem Abstand je 50000 E. intramuskulär). Pneumonien — meistens als Bronchopneumonien — sind selten, eine Bronchitis stellt sich häufiger ein. Die Wundheilung ist nach 8—10 Tagen abgeschlossen. Wir lassen unsere Kranken meistens am 4.—5. Tage aufstehen, die Entlassung aus dem Krankenhause erfolgt am 8.—10. Tage nach der Operation.

Der Verlauf nach der Operation toxischer Kröpfe ist im allgemeinen etwas anders: meistens am 2. Tage nach dem Eingriff kommt es zu einem Temperaturanstieg, der durch die Wundverhältnisse nicht zu erklären ist, der Puls wird frequent, die Kranken sind leicht benommen, zyanotisch; es entsteht ein Krankheitsbild, das man als postoperative Basedowreaktion oder als thyreotoxische Krise bezeichnet.

In der Zeit vor der Plummerung des Patienten zur Vorbereitung auf die Operation endete dieses schwere Krankheitsbild oft genug, meistens am 2. Tage nach der Operation, mit dem Tode des Operierten. Die letzte Ursache dieser Katastrophe ist noch nicht geklärt, jedenfalls findet bei der postoperativen Basedowreaktion eine akute hochgradige Steigerung der typischen Kreislauferscheinungen statt: die Peripherie wird noch weiter, die Tachykardie geht in ein Kammerflimmern über und das schon geschädigte Herz muß noch größere Arbeitskraft bewältigen. Es versagt jetzt akut. Deshalb hat man mit Recht von einem Basedowherztod gesprochen. Die gleichen Verhältnisse treten ein, wenn die Kranken zu lange mit der LUGOLschen Lösung behandelt worden sind (HORST BIERHAUS, Chirurgie u. Kreislauf, Wissenschaftl. Verlagsges. m. b. H. Stuttgart 1949). Bestimmt spielt die vermehrte Resorption von Tyroxin in der Wundhöhle, wie besonders EINAR LJUNGHUSEN-Lund nachwies, keine Rolle[1]). Auch die Annahme des Thymustodes trifft nicht zu. Durch Einführung der Plummerung sehen wir den schweren Zustand meistens nur abgeschwächt, durch Aderlaß und Bluttransfuiosn läßt sich die Gefahr bannen, eine vermehrte Jodzufuhr, etwa in Form von Agontan[2]) (Dijodtyrosin), ist immer zu empfehlen. Die anliegende Kurve (Abb. 55) gibt das typische Bild einer tödlich verlaufenen thyreotoxischen Krise: 39jährige, seit 2 Jahren zunehmendes Dickerwerden des Halses, Gewichtsabnahme, Tachykardie, Exophthalmus, Tremor, Grundumsatz + 60%. Die übliche Plummerung kann wegen einer Jodüberempfindlichkeit der Kranken nicht gemacht werden, statt dessen 8 Tage lang Dijodtyrosin kombiniert mit Luminal. Die angestrebte Beruhigung tritt aber nicht ein, trotzdem wird auf Drängen der Patientin die Operation (ausgedehnte doppelseitige Resektion des großen Kropfes, histologisch: basedowifizierte Struma) ohne Zwischenfall durchgeführt. Am Tage nach der Operation Befinden leidlich, am nächsten Tage Temperatur 39,4° bei jagendem, kaum fühlbarem Puls. Trotz Aderlaß, Bluttransfusion, Agontan, Exitus am Abend. Retrospektiv muß man sagen, daß das Dijodtyrosin dem anorganischen Jod zur Vorbereitung keineswegs gleichwertig ist und daß vielleicht eine Teilung der Operation die Kranke hätte retten können.

Die postoperative Blutung

Trotz sorgfältigster Blutstillung kommt es zuweilen — etwa durch Abrutschen einer Ligatur von einer Vene — zu Blutungen, die so stark werden können, daß die Trachea durch Hämatomdruck komprimiert werden kann. Bei Unruhe und erschwerter Atmung ist die Wunde zu kontrollieren, oft kommen schon aus dem Drain außergewöhnlich große Blutmengen, die Naht wölbt sich vor. Nach Entfernung der Klammern und Trennung der Muskelnähte werden dann oft recht beträchtliche Hämatommassen mit der Hand (sterile Gummihandschuhe!) ausgeräumt; bei guter Beleuchtung läßt sich dann die Blutungsquelle meist gut sichten und versorgen. Erneut Marbadal in die Wunde, erneute Naht. Die Revision ist möglichst im Operationssaal bei guter Beleuchtung durchzuführen.

[1]) Deshalb sind auch die Versuche, diese Resorption durch Beschicken der Wunde etwa mit Kohle und Offenlassen zu behandeln, zwecklos, das einzige Ergebnis ist eine oft recht häßliche Narbe.

[2]) Das Agontan als Therapeutikum für die Thyreotoxikosen lehnen wir auf Grund der häufigen Verschlimmerungen, die wir sahen, ab (vgl. auch FEUCHTINGER u. a.).

Laryngoskopische Kontrolle und Bestimmung des Blutkalziumspiegels nach der Operation

Die laryngoskopische Kontrolle eines jeden Kropfoperierten vor der Entlassung auch bei scheinbar unveränderter Stimme ist immer zu empfehlen, schon um sich gegen Haftpflichtansprüche zu sichern. Bei Veränderungen der Stimmbänder bleibt der Operierte in laryngologischer Kontrolle.

Ergibt die Blutkalziumbestimmung Werte unter 8,5 mg%, so empfiehlt sich die Verabfolgung von AT 10 (2×tägl. 10—20 Tropfen), auch wenn klinische Erscheinungen einer Tetanie fehlen.

Korrektur der Narbe

Normalerweise ist die Narbe des Kragenschnitts lineär, oft kaum sichtbar. Gegen die glücklicherweise seltene Veranlagung zur Narbenkeloidbildung ist man machtlos. Wo die Drainstelle längere Zeit abgesondert hat, kommt es oft zu unangenehmen Einziehungen der mit der Unterlage verwachsenen Narbe an dieser Stelle, die sich mit dem Schlucken bewegt. Immer sollte ein Versuch mit vorsichtiger Massage der Stelle gemacht werden; bei Erfolglosigkeit wird die Narbe an dieser Stelle sparsamst exzidiert und nach Ablösung der Wundränder von der Unterlage erneut genäht. Wenn der Isthmus flach ist, unterbleibt die Durchtrennung auf der Trachea, die Fixation der Narbe, die sich beim Schlucken auf und ab bewegt, wird dadurch vermieden. Hat sich ein Narbenkeloid entwickelt, kann man nach Exzision und sorgfältiger fortlaufender intrakutaner feinster Katgut- oder Collafilnaht eine Röntgentherapie versuchen.

Die Thrombo-Embolie

Die postoperative Thrombo-Embolie spielt sowohl bei der Operation des stillen Kropfes als auch besonders bei der Operation des Basedowkropfes kaum eine Rolle. Ich selbst erlebte bei einem großen Krankengut einen einzigen Fall von Lungenembolie[1]). Dagegen sind die Operierten mit toxischen Strumen in gewissem Maße gefährdet durch postoperative arterielle Embolien; zu erklären ist diese Tatsache durch die nicht selten gerade bei diesen Kranken bestehende Herzschädigung. Ich selbst sah eine arterielle Embolie der einen A. femoralis acht Tage nach der Operation einer basedowifizierten Struma bei einer 30jährigen Kranken; nach vorübergehender Besserung durch Embolektomie mußte einige Tage später die Absetzung des Unterschenkels erfolgen. Eine Sonderstellung nimmt ein Fall aus der Tübinger Klinik ein: Es kam zu einer symmetrischen Embolie beider Aa. brachiales nach Operation eines substernalen Kropfes bei einem 55jährigen Manne (G. Calinich). Die Obduktion stellte Abszesse in der Umgebung beider Trunci thyreocervicales fest, die zur symmetrischen Thrombenbildung in diesen Gefäßen führte, Teile dieser Thromben, die in die A. subclavia vorgewachsen waren, wurden losgerissen und blieben im Abstand weniger Tage in den Aa. brachiales als Emboli hängen. Von amerikanischer Seite wird über 13 Fälle von Embolie nach der Operation hyper-

[1]) Die übliche mechanische Prophylaxe mit Zinkleimverbänden an beiden Unterschenkeln, wie wir sie sonst bei allen Operierten im Alter von über 30 Jahren durchführen, oder die chemisch-physiologische Prophylaxe mit Heparin und Dicumarol, wie sie Eduard Rehn, Freiburg, an seiner Klinik erfolgreich durchführte, erübrigt sich bei Kropfoperationen.

thyreotischer Kröpfe berichtet (J. SOMMER und LOUIS LEVIN, Am. Surg. 1938). Alle Kranken waren Frauen. Die Embolien saßen u. a. sechsmal in den Hirnarterien, dreimal in den Fermoralgefäßen, einmal in der A. hypogastrica; sieben Kranke hatten schwere Herzschädigungen. Eine Abszeßbildung in der Umgebung des Truncus thyreocervicalis, wie in dem Tübinger Fall, läßt sich durch die jetzt wohl allgemein übliche Prophylaxe mit Sulfonamiden verhüten.

Das Ergebnis der Operation

Bei einer Operationsmortalität von 1—2% berichten Kliniken mit Erfahrung ziemlich übereinstimmend über etwa 8—10% Rezidive, auch nach der ausgedehnten doppelseitigen Resektion mit Unterbindung aller 4 Gefäße nach ENDERLEN und HOTZ[1]). Daß nach einseitiger Operation sich erneut ein Kropf auf der nicht operierten Seite bilden kann, ist bei der Neigung des Organismus zu einer kompensatorischen Hypertrophie verständlich; man spricht dann, im Gegensatz zu einem richtigen Rezidiv, von einem Pseudorezidiv. Nur ein Teil der echten und der Pseudorezidive erfordert eine erneute Operation, deren Notwendigkeit gegeben sein kann 1. durch eine erneute Verdrängung und Einengung der Trachea, 2. durch toxische Symptome, die konservativ nicht zu beeinflussen sind.

Die Operation der Rückfallkröpfe stellt den Chirurgen vor eine besonders verantwortungsvolle Aufgabe. Eine genaue Orientierung über die erste Operation ist dringend erforderlich, vor allem muß festgestellt werden, ob ein- oder doppelseitig operiert wurde. Eine laryngoskopische Untersuchung stellt eine Schädigung der Stimmbänder fest; eindringlich ist eine Blutkalziumbestimmung zu fordern, sie klärt auf über eine vielleicht bestehende latente Tetanie infolge der Schädigung der Epithelkörperchen durch den früheren Eingriff.

Technisch am einfachsten ist die Operation eines sogenannten Lobuspyramidalis-Rezidivs; der umschriebene, meist pflaumengroße Knoten dicht unterhalb der Incisura thyreoidea ist leicht zu erkennen. Zur Vermeidung einer kosmetischen Entstellung empfiehlt sich, in Lokalanästhesie in der alten Kragenschnittnarbe einzugehen, Heraufpräparieren des Hautlappens; man bekommt so einen guten Zugang zu dem Knoten, der sich meistens unschwer exstirpieren läßt. Einige kleine Gefäße müssen unterbunden werden, Zurückklappen des Lappens und Hautnaht mit Klammern.

Nicht sehr schwer ist gewöhnlich auch die Operation eines Pseudorezidivs auf der Seite, die früher nicht angetastet wurde. Der Eingriff verläuft wie die primäre Kropfoperation; bei Beurteilung des Schilddrüsenrestes, der zurückgelassen werden soll, sei man nicht zu großzügig und lasse eher etwas mehr als sonst zurück. Besondere Vorsicht mit dem N. recurrens, wenn etwa schon eine einseitige Postikuslähmung besteht. Eine Postikuslähmung auch auf der anderen Seite führt zum bedrohlichen akuten Stridor, der meistens eine Tracheotomie erfordert.

Muß man ein echtes Rezidiv ein- oder doppelseitig operieren, lassen sich für den Eingriff keine festen Regeln aufstellen, aber Richtlinien für das Vorgehen geben.

[1]) Wenn von amerikanischer Seite z. B. von ANDRÉ CROTTI-Columbus Ohio (J. of the Internat. College of Surgeens 1950) über 0,6% Rezidive berichtet wird, ist das nur durch die Verschiedenheit des Krankenguts zu erklären.

Lokalanästhesie, sparsame Exzision der Narbe, Präparation von Haut und Platysma wie bei der primären Operation. Die verwachsenen, z. T. vernarbten Muskeln müssen scharf, eventuell mit dem Diathermiemesser, durchtrennt werden; vorsichtiges stumpfes Freimachen der seitlichen Kropfpartien; immer können V. jugularis interna oder — selten — die A. carotis communis in die Narbe einbezogen sein. Sie müssen mit größter Vorsicht teils stumpf, teils scharf abgelöst werden. Legt man jetzt Kletterligaturen an, dann sieht man die hinteren Kapselpartien und findet, wenn früher nicht unterbunden, die A. thyreoidea inferior (caudalis), die nun typisch laterial in der Kontinuität unterbunden wird. Immer phonieren lassen! Jetzt erfolgt das Ablösen des oberen Pols, wo meist noch die eine oder andere Arterie unterbunden werden muß. Eine Isthmusdurchtrennung erübrigt sich meistens, man reseziert von medial nach lateral und vernäht die Kapsel in kranio-kaudaler Richtung.

Ist das Rezidiv fest mit der Umgebung verwachsen, muß man sich zuweilen so helfen, daß man nach Inzision der Kapsel die Kolloidmassen ausräumt und die Kapsel nach möglichst exakter Blutstillung wieder vernäht. Nach neueren Erfahrungen aus USA ist die Verabfolgung des radioaktiven Jodisotops 131, die Methode der Wahl bei der Behandlung rückfälliger toxischer Kröpfe.

Klinik und Histologie des Rezidivkropfes

Nicht immer entspricht ein Rezidivkropf nach dem klinischen Bilde und dem histologischen Charakter dem Primärkropf. Oft genug erlebt man, daß es nach der Operation eines Kolloidkropfes zu einem Rezidiv mit thyreotoxischen Erscheinungen kommt, und umgekehrt ist das Rezidiv eines früher operierten Basedowkropfes manchmal ein gewöhnlicher Kolloidkropf.

Die Behandlung der postoperativen Tetanie

Das klassische Bild der Tetanie nach Kropfoperationen ist dank einer sorgfältigen Operationstechnik sehr selten, die Behandlung der latenten Formen ist weiter unten besprochen.

Findet man unmittelbar nach Abtragung des Kropfes am Präparat ein Knötchen, das nach Lage und Form ein Epithelkörperchen sein könnte — letzten Endes ist nur die histologische Untersuchung maßgebend, die natürlich in dieser Situation unmöglich ist — so, empfiehlt sich, das Gewebsstück sofort in die Gegend der hinteren Kapsel des Kropfrestes zurückzuverpflanzen.

Gegen die postoperative Tetanie ist sowohl das AT 10 als auch ein Epithelkörperpräparat (Parathormon) wirksam, in schweren Fällen wird beides verabfolgt, daneben reichlich Injektion von Kalziumpräparaten.

Nur in seltenen Fällen wird man noch mal zu einer Epithelkörperchentransplantation greifen müssen. Eine homoioplastische Transplantation von Mensch zu Mensch wird meist an der Materialbeschaffung scheitern, es müßte denn das Organ eines gerade etwa nach einem Unglücksfall Verschiedenen zur Verfügung stehen. Die bewußte Entfernung eines Epithelkörperchens etwa anläßlich einer Kropfoperation ist ethisch und moralisch nicht erlaubt, das Ausmaß der möglichen Schädigung läßt sich nie ermessen.

Es bleibt also nur die Heterotransplantation vom Tier auf den Menschen. Wir haben in den letzten Jahren bei einer Patientin, die auswärts operiert war und bei der alle Mittel erfolglos waren, die Transplantation von einem Rind vorgenommen. Technik: Ein Assistent entnimmt zusammen mit dem Veterinär das Organ des frischgeschlachteten Tiers unter aseptischen Kautelen, sofortige histologische Untersuchung, die unerläßlich ist, das Organ wird umgehend in die Klinik verbracht und in Lokalanästhesie in den Musculus obl. int. nach Teilung in zwei Hälften verpflanzt. Wir hatten damit einen vollen Erfolg, der über sechs Monate anhielt, danach erneute Transplantation.

Postoperative latente Tetanie

Ab und zu sieht man früher operierte Patienten mit Klagen über „Nervosität", Schlaflosigkeit, Unruhe, kurz mit Symptomen, die als Thyreotoxikose zu deuten naheliegt. Aber der Grundumsatz ist normal, untersucht man jetzt den Kalziumspiegel, ergibt sich eine Herabsetzung auf etwa 8 mg%; eine Kur mit AT 10 behebt die Beschwerden. BERNHARD KOWALLIK (Zbl. Chir. 1950, H. 17) teilt aus der Klinik KONJETZNY-Hamburg auf Grund einer einzigartigen 18jähr. Erfahrung mit, daß bei disziplinierter Handhabung Schädigungen durch AT. 10 nicht zu erwarten sind.

Einwandfreie Erscheinungen einer Hypothyreose nach Kropfoperation habe ich nie feststellen können, ich halte deshalb auch eine vorbeugende Thyreoidinkur nach der Operation, wenigstens für die sehr mannigfaltigen Kröpfe des Frankfurter Gebietes für unnötig.

Einen ausgezeichneten Überblick über jeden behandelten Kropfpatienten gibt das umstehende „Einlageblatt für Struma", das die Schweizerische Gesellschaft für Chirurgie entworfen hat und ihren Mitgliedern empfiehlt. Ich kenne kein Schema das bei straffster Zusammenfassung so eingehend und vor allem für statistische und wissenschaftliche Zwecke so brauchbar wäre[1]).

---

[1]) Der Schweizerischen Ges. für Chir. die mir die Benutzung gütigst gestattete, sage ich auch an dieser Stelle meinen aufrichtigen Dank.

Einlageblatt für Struma

Schema der Schweiz. Gesellschaft für Chirurgie

Jahrgang ....

Name: .... Alter: ....

I. Familienanamnese in Bezug auf Schilddrüsenerkrankung:

Personalanamnese:

Wo geboren? .... aufgewachsen ...., später gelebt ....

Jetziges Leiden: Beginn des Kropfes vor ..... $\frac{\text{Jahren}}{\text{Monaten}}$, Wachstum $\frac{\text{langsam}}{\text{rasch}}$, seit ....

Herzklopfen seit ...., $\frac{\text{Gewichtszunahme}}{\text{Gewichtsabnahme}}$ um ..... kg seit..............

Jodgebrauch

Welches Medikament? .... von .... bis ....

Was wurde dabei vom $\frac{\text{Patienten}}{\text{Arzt}}$ beobachtet? ....

Jodkochsalz: .... von .... bis ....

II. Spezieller Befund.

A. Allgemeine Angaben:

Konstitutionstyp: asthenisch, arthritisch, pastös.
Neigung zu *Blutungen:*
Psyche: lebhaft, träge, reizbar. *Intelligenz:* gut, mittel, schlecht.
Körpergewicht: jetzt ......, früher ....
Haut: trocken, feucht. *Gesicht:* zyanotisch, blaß.
Tremor:
Augen: Lidspalten $\frac{\text{ungleich}}{\text{gleich}}$ weit, Horner $\frac{\text{l.}}{\text{r.}}$, Pupillen $\frac{\text{ungleich}}{\text{gleich}}$ reagieren auf L. & C., Stellwag, Gräfe, Möbius, Nystagmus.

B. Lokalbefund:

Äußerlich unbedeutender, mäßiger, großer Kropf, diffus, knotig, ...lappig, rechts, links, median; beim Schlucken nicht, deutlich *aufsteigend;*
Konsistenz weich, fluktuierend, prall, derb, hart;
Oberfläche höckerig, körnig, glatt, gleichförmig, ungleichförmig;
Struma nicht, schwach, deutlich *pulsierend;* nicht, wenig, gut *beweglich;* nicht, wenig, stark *druckempfindlich;*
die oberen *Arterien* rechts, links, fühlbar; nicht, deutlich *schwirrend;*
Venen nicht, mäßig, stark erweitert;
Haut normal, verwachsen, gerötet.
Größter *Halsumfang* ...... cm.
Besonderheiten:
Trachea: keine, geringe, starke Atembeschwerden, Stidor, seit ....
Trachea komprimiert von ...., verlagert nach ....
Kehlkopf: keine, geringe, starke Sprechbeschwerden, nie, selten, oft Heiserkeit, Stimme klar, heiser seit .... Laryngoskop. Befund: ....
Pharynx: Tonsillen .... Zähne (Caries) ....
Schluckbeschwerden keine, geringe, starke, seit ....
Gehör: .... *Röntgenbefund:* ....

Basedow-Symptome:
kein, geringer, starker, *Tremor* seit ....
kein, geringer, starker *Exopthalmus* l., r.. seit ....
Herzklopfen, anfallweise, anhaltend, seit ....
Neigung zu *Schweißausbrüchen*, seit .... *EKG*. ....
Neigung zu *Durchfall*, seit ....
Abmagerung ....
Schlaf .... *Charakterveränderung* ....
Andere Symptome: im Anschluß an ....

C. Funktionelle Untersuchungen: Datum: ....

Grundumsatz ....
Andere (Adrenalin, Pilokarpin, Homatropin usw.)
Chvostek ....
Trousseau ....
Blutuntersuchungen ....
Blutbild
Kalziumgehalt
Senkungsreaktion
Andere Untersuchungen

III. Behandlung.

1. Vorbehandlung. Unterbindungen ....
Lugol .... Dauer .... Effekt ....
Andere Jodpräparate: ....

2. Operation.

Datum .... Operateur .... Assistenz ....
Anästhesie: lokal
Hautschnitt quer, Muskelschnitt quer, längs.
Befund rechts: normaler Lappen, kleiner, mittelgroßer, großer *Kropf* — nicht, wenig, stark *verwachsen* — weit nach oben, unten reichend — ausgesprochen substernal.
Isthmus schmal, breit, knotig — in den linken, rechten Lappen übergehend — wird durchtrennt, reseziert, belassen.
Befund links: normaler Lappen, kleiner, mittelgroßer, großer Kropf — nicht, wenig, stark verwachsen — wenig, weit nach oben, unten reichend — ausgesprochen substernal.

Vorgehen:

Unterbindung der Art. thyr. sup. dext., sin., ganz, nur vorderer Ast, *Polligatur* links, rechts.
Unterbindung: der Art. thyr. inf. dext., sin., extra-, intrafaszial.
E.-K. links, rechts, nicht, sichtbar. Rekurrens links, rechts, nicht, gesehen.
Kapselvenen ....
rechts: Resektion, Resektions-Enukleation, Gewicht ....
links: Resektion, Resektions-Enukleation, Gewicht ....
Blutung auf der Schnittfläche r., l. gering, stark, im übrigen schwach, stark, sehr stark.
Entferntes Gewebe rechts .... groß
Entferntes Gewebe links .... groß Gesamtgewicht ....
Größe des zurückbleibenden Gewebes rechts ....
links ....
Makroskopisches Aussehen des zurückbleibenden Gewebes rechts ....
links ....
Definitive Blutstillung: .... gut.
Drainage ....
Operation leicht, schwierig, sehr schwierig
Besonderheiten .... Dauer der Operation ....
Stimme nach der Operation: klar, heiser, aphonisch. Laryngoskop, Befund ....

IV. Postoperativer Verlauf.

Heilung p. p., p. s., Serom, Haematom. Tetanie. Horner, Rekurrensparese r., l.

V. Histolog. Klassifikation (nach Prof. Wegelin)

A. Struma diffusa. Diffuse Hyperplasie (Goitre diffus).

1. Struma diff. parenchymatosa (microfollicularis) (Goitre diffus parenchymateux microvésiculaire), eventuell basedowiana.
2. Struma diffusa colloides (macrofollicularis) (Goitre diff. colloïde macrovésiculaire).
   a) Struma diff. coll. proliferans, eventuell basedowiana
   b) Struma diff. coll. non proliferans.

B. Struma nodosa hyperplastica. Hyperplasia nodosa, Goitre nodulaire hyperplasique. Kleine, unscharf begrenzte, meist multiple Knoten.

C. Struma nodosa adenomatosa. Adenom. Adénome thyroïdien. Goitre nodularie adénomateux). Scharf begrenzte, selbständig und expansiv wachsende Knoten.

1. Struma nodosa parenchymatosa (trabecularis, tubularis oder microfollicularis),
2. Struma nodosa colloides macrofollicularis.

D. Struma diffusa et nodosa. Mischformen. Formes mixtes.

1. Struma diffusa parenchymatosa cum hyperplasia nodosa,
2. Struma diffusa colloides cum hyperplasia nodosa,
3. Struma diffusa parenchymatosa et nodosa parenchymatosa,
4. Struma diffusa parenchymatosa et nodosa colloides,
5. Struma diffusa colloides et nodosa parenchymatosa,
6. Struma diffusa colloides et nodosa colloides.

VI. Austrittstatus.

eventueller Grundumsatz ....

III. Die Struma maligna

Mannigfaltig wie die Erscheinungsformen des Kropfes ist das klinische und pathologisch-anatomische Bild der Struma maligna. Es steht fest, daß sich der bösartige Kropf überwiegend in einer schon vorher kropfig entarteten Schilddrüse entwickelt (nach einer Sammelstatistik von C. BARTHELS in 61—69% der Fälle), nach den persönlichen Erfahrungen DE QUERVAINS in Bern sogar in 92% der Fälle), daß daneben aber die maligne Entartung des Organs auch in einer vorher normalen Schilddrüse auftreten kann, unterliegt keinem Zweifel. Von den Kropfformen, die zur Ausbildung einer malignen Struma führen können, steht obenan das Adenom, und zwar das parenchymatöse Adenom; so fand ARNOLD S. JACKSON-Madison Wis., daß 90% der Karzinome ausgehen von einem Adenom. Weniger häufig ist das Papillom Ausgang eines bösartigen Kropfes sowie eine hämorrhagische Kropfzyste, in deren Wand der Pathologe besonders in Kropfgegenden zuweilen ein bösartiges Hämangioendotheliom findet. Für die Praxis sollte man, worauf schon hingewiesen wurde, daraus folgern, daß jeder Knotenkropf, besonders wenn er Wachstumsneigung zeigt, operiert werden sollte. Dabei ergibt die histologische Untersuchung in etwas über 2% der Fälle eine maligne Struma, ohne daß klinisch ein Verdacht auf Bösartigkeit bestand (FLÖRCKEN und MUES). Da so ein maligner Kropf im Beginn ohne Kapseldurchbruch radikal entfernt wird, ist der Prozentsatz der Dauerheilungen in diesen Fällen mit etwa 88% entsprechend sehr günstig. Besonders im amerkanischen Schrifttum der letzten Jahre wird die Entfernung eines jeden Adenoms gefordert [1]).

Auf die pathologische Anatomie der Struma maligna einzugehen, ist nicht meine Aufgabe. DE QUERVAIN-Bern hat dieses Kapitel mustergültig bearbeitet. Auch auf die schöne Arbeit von C. BARTHELS weise ich nachdrücklich hin. Als beste Einteilung gebe ich die von LANGHANS, die von WEGELIN erweitert und abgeändert wurde:

I. Epitheliale Geschwülste
   1. das metastasierende Adenom,
   2. das wuchernde Adenom (die wuchernde Struma LANGHANS) [2]),
   3. das Papillom,
   4. das Karzinom im engeren Sinne
      a) das Carcinoma solidum,
      b) der Zylinderzellenkrebs,
      c) der Plattenepithelkrebs,
   5. die Parastruma maligna,

---

[1]) Nach neueren Auffassungen (GEORGE CRILE, jr. Cleveland, Ohio Surg. etc. 91, 1950) wird die Entstehung eines Karzinoms aus einem weichen nichttoxischen Adenom abgelehnt, so daß also eine prophylaktische Operation des Schilddrüsenkrebses nicht begründet ist; wo aber ein Knoten etwa durch seine Konsistenz verdächtig ist, soll er durch eine radikale Lobektomie entfernt werden.

[2]) Die im angelsächsischen Schrifttum beschriebenen „HÜRTHLE-Zellen-Tumoren", die z. T. bösartig sind, gehören in diese Gruppe.

II. Bindesubstanz- und Gefäßgeschwülste
  1. das Sarkom,
  2. das Hämangioendotheliom,
  3. das Lymphangioendotheliom,

III. Gemischte bösartige Geschwülste
  1. das Karzinosarkom,
  2. Mischgeschwülste und Teratome,

IV. Metastatische Tumoren in der Schilddrüse.

Klinik und Symptomatologie

Ein Patient, der jahrelang Kropfträger war und sich an manche Unbequemlichkeit, z. B. der Atmung, gewöhnt hat, empfindet eines Tages, daß sich „etwas geändert hat“, ohne dabei genau angeben zu können, worin diese Änderung besteht, gewöhnlich wird über stärkeres Wachstum des Kropfes in der letzten Zeit und über ein Festerwerden bestimmter Partien geklagt. Dieses vermehrte Wachstum und Härterwerden muß nicht unbedingt das Zeichen einer Wendung zum Bösartigen sein, wenn es z. B. in eine Kropfzyste blutet, kommt es zu Bildern, die genau so aussehen können. Ein weiteres Symptom ist die Unverschieblichkeit, und zwar handelt es sich einmal um eine verminderte Beweglichkeit des malignen Knotens gegenüber der übrigen Schilddrüse, ähnlich dem Krebsknoten in der Brustdrüse, auch die Verschieblichkeit der Haut über der Struma wird durch die Malignität herabgesetzt. Durch Verwachsungen mit den tiefen Gewebsschichten wird die Verschieblichkeit des Kropfes beim Schlucken beeinträchtigt. Wo Strumen in die obere Thoraxapertur eingepreßt sind, oder bei rein substernalen Kröpfen ist eine Beurteilung oft erst möglich, wenn man das Präparat vor sich hat. Ausstrahlende Schmerzen nach Ohr und Schläfe, Hinterhaupt, Schulter und Supraklavikulargegend zeigen an, daß das perithyroidale Gewebe beteiligt ist, sie kommen aber sowohl bei der Struma maligna wie bei entzündlichen Prozessen und Blutungen in Zysten vor. Anders die ausstrahlenden Schmerzen bei der Struma maligna im 2. und 3. Stadium: Sie sitzen im Bereich der 2.—4. Zervikalwurzel und strahlen in den Bereich des N. auricularis magnus

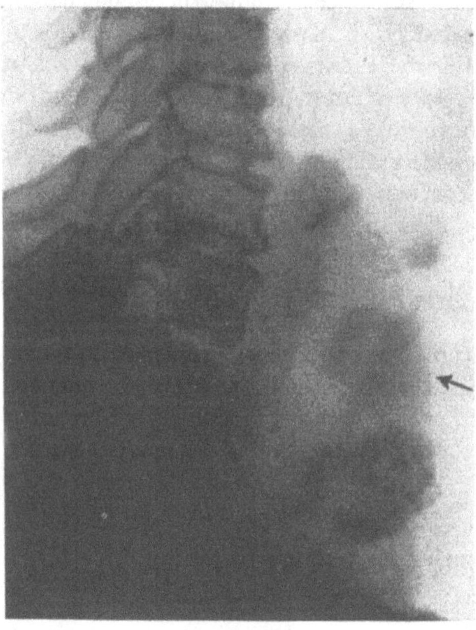

Abb. 56. Hämangioendotheliom. Knoten in der Trachea, Darunter verkalkter Kropfknoten. Nach DE QUERVAIN.

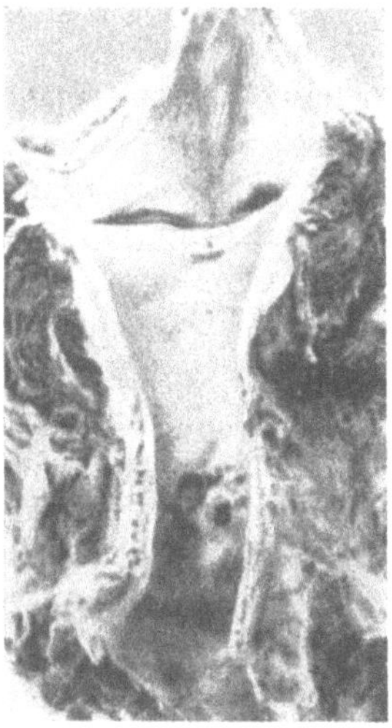

Abb. 57

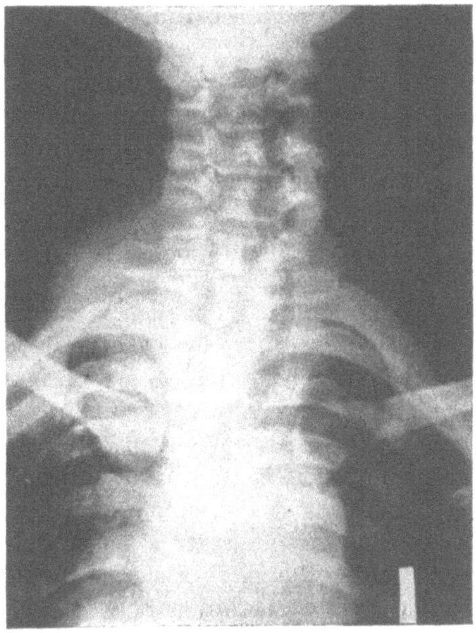

Abb. 58.

Abb. 57. Wucherndes Adenom mit Durchbruch in die Trachea. Nach DE QUERVAIN. — Abb. 58. Verlagerung der Trachea nach links durch eine maligne Struma (Spindelzellensarkom), fast vollständige Unterbrechung des Trachealrohres in Höhe des VI. Halswirbels.

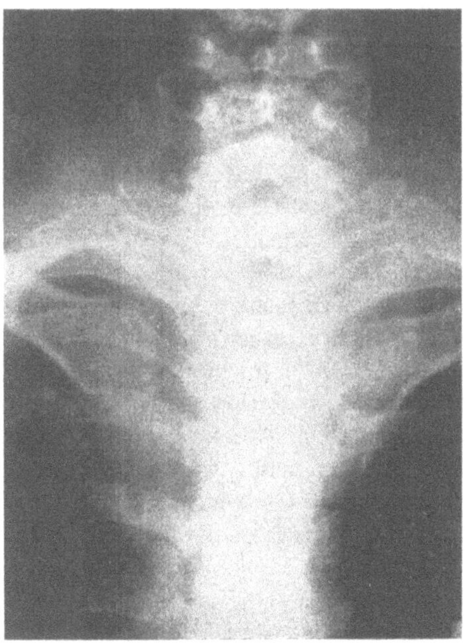

Abb. 59

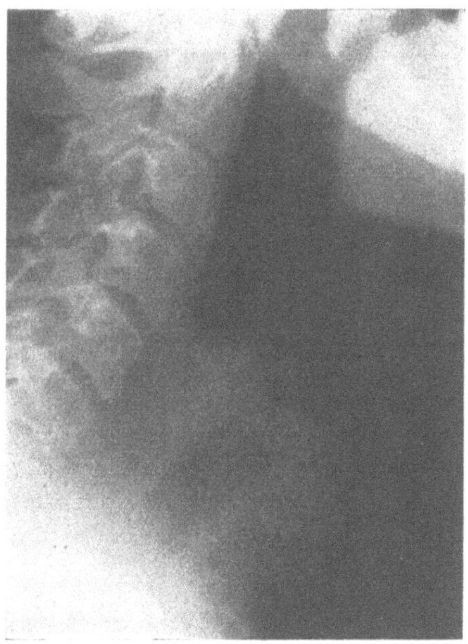

Abb. 60

Abb. 59. Gr. Käthe, Karzinom der Schilddrüse, Arrosion und Perforation der Trachea — Abb. 60, Gr. Käte, Karzinom der Schilddrüse, seitlich. Durchmesser, Perforation der hinteren Trachealwand.

nach Schläfe und Ohr aus und in den Bereich der Supraklavikularnerven, nach Nacken, Schulter und Schlüsselbeingegend.

Als ernstes Zeichen sollte immer eine Rekurrenslähmung gewertet werden, wenn sie auch in seltenen Fällen bei einem gutartigen Kropf vorkommt. Die doppelseitige Postikuslähmung mit dem quälenden Stridor ist auch bei der malignen Struma selten.

Eine Verengung der Trachea durch Druck der wachsenden malignen Struma ist die Regel, auch einen Durchbruch in die Trachea konnten wir wiederholt beobachten (Abb. 56 u. 57 nach De Quervain). Das nebenstehende Röntgenbild (Abb. 58, S. 57) zeigt die hochgradige Verlagerung der Trachea nach links bei einer großen rechtsseitigen malignen Struma (Spindelzellensarkom), das Lumen der Trachea erscheint in Höhe des 6. Halswirbels fast ganz unterbrochen zu sein. Weitere Röntgenbilder (Gr. Käthe) zeigen die Veränderungen der Trachea bei einer Kranken mit einem ausgedehnten großzelligen Karzinom der linken Schilddrüsenhälfte. vgl. Abb. 59 u. 60. Sagittal ist die ganze Trachea nach rechts verlagert und hochgradig eingeengt, transversal ist die hintere Trachealwand durchbrochen. Zunächst erhebliche Erleichterung der Atmung durch die doppelseitige Strumektomie, später Blutungen aus der Trachea, die eine Tracheotomie nötig machten. Schluckbeschwerden durch Stenosierung oder Verdrängung des Ösophagus sind weniger häufig. Sympathikuslähmungen in Form des Hornerschen Symptomenkomplexes findet man oft. Thyreotoxische Erscheinungen mit Grundumsatzerhöhungen kommen bei der malignen Struma vor. Unter 422 Schilddrüsen von Kranken mit ausgesprochenem Basedow oder mit Thyreotoxikosen aus 1939—44 fanden wir 7 maligne Strumen mit Grundumsatzwerten von + 25 bis + 50%. Über die Bedeutung der Blutkörperchensenkungsreaktion urteilen wir mit De Quervain: „Eine normale Blutkörperchensenkung spricht nicht gegen bösartige Neubildung, eine starke Beschleunigung der Senkung macht beim Fehlen einer anderweitigen Erklärung eine bösartige Geschwulst wahrscheinlich".

Die Operation

1. Die Operation eines malignen Knotenkropfes, der klinisch keine oder nur unsichere Zeichen der Bösartigkeit macht, unterscheidet sich in keiner Weise von der gewöhnlichen Kropfoperation. Die Prognose ist naturgemäß in diesen Fällen, die noch keinen Kapseldurchbruch aufweisen, günstig.

2. Ist aber der maligne Teil gegen die übrige Schilddrüse erschwert verschieblich oder ist der ganze Kropf gegen die Umgebung schwer zu bewegen, kurz besteht das ausgesprochene klinische Bild der malignen Struma, dann muß man sich von Fall zu Fall darüber klar werden, ob überhaupt eine Operation in Frage kommt und wie das technische Vorgehen ist. Erstrebenswert ist natürlich immer die Radikaloperation, deren Grenzen man nicht zu eng abstecken sollte. Vielfach wird man allerdings erst während des Eingriffs entscheiden können, ob eine radikale Operation noch möglich ist. Gerade bei der Operation der Struma maligna ist oft die Intubation von großem Vorteil.

Das metastasierende Adenom

Eine Sonderstellung nimmt das metastasierende Ademon ein. Zuweilen wird klinisch zuerst die Metastase irgendwo im Skelettsystem gesehen und exstirpiert.

Das weitere Vorgehen richtet sich durchaus nach dem histologischen Befund: Die Metastase einer gewöhnlich benignen Kolloidstruma erfordert eine Operation des Kropfes nur dann, wenn eine der sonstigen Indikationen besteht. Daß aber bei einem Adeno-Karzinom oder malignen Adenom Knochenmetastasen vorkommen können, die histologisch aus gutartigem Schilddrüsengewebe bestehen, beschreibt RALPH E. OUTERBRIDGE, der einen solchen Befund in 5 von 24 malignen Strumen erhob. Schon daraus ergibt sich, daß alle Fälle mit Knochenmetastasen sorgfältige

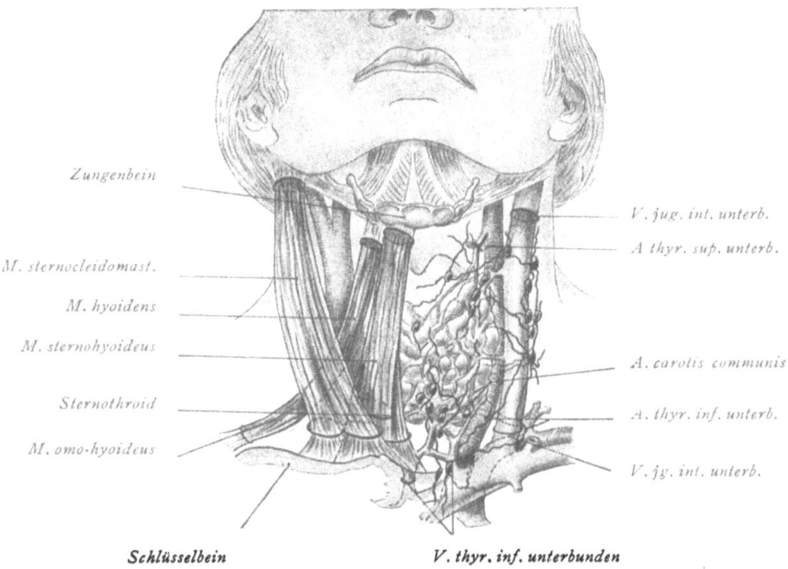

Abb. 61. Die radikale Hemithyreoidektomie beim Schilddrüsenkarzinom nach LAHEY (WARD, HENDRICK, CHAMBERS, Ann. Surg. 131, 1950).

Beobachtung erfordern. Findet sich in der Metastase neben Kropfgewebe auch Krebsgewebe, so ist die möglichst radikale Operation der Struma erforderlich; während der Operation wird sich Klarheit schaffen lassen über die Natur des Kropfes.[1])

Da Metastasen auch erst nach einer Kropfoperation auftreten können, ergibt sich erneut die kategorische Forderung, eine jede entfernte Struma histologisch untersuchen zu lassen.

Die Operation der maligen Struma bietet gegenüber der Entfernung des gutartigen Kropfes einige Besonderheiten. Operation möglichst in Lokalanästhesie ist auch hier die Regel; Phasen des Eingriffs, die z. B. wegen der Verwachsungen besonders schmerzhaft sind, können durch eine intravenöse S.E.E.-Injektion überbrückt werden. Meistens genügt der KOCHERsche Kragenschnitt. Auf Unterbindung der vorderen Halsvenen vor der Durchtrennung ist deshalb besonderer Wert zu

[1]) Nach Untersuchungen von N. FETZER-Graz (Festschr. Röntgenstrahlen 74 Bd. 1951) finden sich beim metastasierenden Adenom in Stufenschnitten einwandfreie Stellen einer morphologischen Magnilität in Form von Einbrüchen in die Gefäße in der Schilddrüse. Auf die sehr wirksame Bestrahlung der Schilddrüse und der Metastasen wird hingewiesen.

legen, weil die Venen gewöhnlich in der Umgebung fixiert sind und nach freier Durchtrennung klaffen (Luftembolie!). Bei dem weiteren Vorgehen spielt die umfassende Anwendung des Diathermiemessers, der Diathermieschlinge und der Elektrokoagulation eine große Rolle; sie ermöglichen oft noch eine Operation, die früher unmöglich gewesen wäre. Die mit der Kropfkapsel verwachsenen Muskeln werden mit dem Diathermiemesser durchtrennt. Von den großen Gefäßen kann besonders die V. jugularis interna mit der Kropfkapsel fest verwachsen sein, sie läßt sich aber mit dem Diathermiemesser meistens vorsichtig ablösen. Bei Verletzung der Vene kann die Unterbindung ohne nachhaltige Folgen ausgeführt werden.

Eine Verwachsung oder Umwachsung der Arteria carotis comm. bietet zuweilen unlösbare Schwierigkeiten. Mit Geduld und Vorsicht gelingt es aber meistens auch, von ihr loszukommen, so daß die immer mißliche Unterbindung der A. carotis vermieden werden kann[1]). Das wichtigste Ziel der Operation wird meistens die Befreiung der Trachea von den seitlichen drückenden Kropfmassen sein. Die Unterbindung der A. thyreoid. sup. (cranialis) mit ihren Ästen wird vielfach noch ausführbar sein. Dagegen muß auf die klassische Unterbindung der A. thyreoidea inferior (caudalis) oft verzichtet werden. Auch das Abtragen der Kropfhälften soll mit dem Diathermiemesser ausgeführt werden. Dabei läßt man zunächst, wie bei der gewöhnlichen Kropfoperation, eine Scheibe der Kapsel auf der Trachea zurück; erweist sich der Rest noch tumorverdächtig, wird er später mit der Diathermieschlinge entfernt. Es ist immer eindrucksvoll, wenn diese oft längere Zeit durch die schwere Atemnot gequälten Menschen wieder frei atmen können. Besteht der maligne Kropf, wie so häufig, nur auf der einen Seite, während die andere Seite das Bild der Kolloidstruma zeigt, dann kann das Vorgehen auf der Seite der Bösartigkeit sehr radikal sein. Man läßt auf der Seite des Kolloidkropfes, der in gewöhnlicher Weise beseitigt wird, den gewöhnlich walnußgroßen Rest zurück, der für die Funktion ausreicht. Daß gerade beim bösartigen Kropf eine Rekurrensschädigung mit in Kauf genommen werden muß, versteht sich von selbst, oft war der Nerv ja schon vor der Operation geschädigt. Recht selten ist gerade nach der Operation des malignen Kropfes die postoperative Tetanie. Auf sorgfältige Blutstillung ist besonderer Wert zu legen, Sickerblutungen ohne nachweisbar blutendes Gefäß lassen sich durch Auflegen von Muskelstückchen aus dem Kopfnicker beeinflussen. Einpudern der Höhle mit Marbadalpuder, Drainage.

Ist das Trachealrohr von dem Tumor ergriffen, dann wird meistens die Tracheotomie nicht zu umgehen sein, die auch dann nicht zu lange aufgeschoben werden sollte, wenn es anschließend an die Operation zu Blutungen in die Trachea kommt, die durch eine zunächst nicht feststellbare Beteiligung der Trachealwand am Tumor bedingt sind.

Von Lahey (Ward, Hendrick und Chambers Ann. Surg. 131 1950) ist die folgende Methode der Radikaloperation des Schilddrüsenkrebses angegeben: Intratracheale Narkose eingeleitet mit Pentothal, Durchtrennung des Kopfnickers unten und oben, Resektion der vorderen Halsmuskeln, Resektion der Jugularvene mitsamt den Lymph-

---

[1]) Bei einer 50jährigen, mit einem Sarkom der Schilddrüse das die linke Carotis comm. umwachsen hatte, gelang es mir, die Arterie mit dem Diathermiemesser frei zu präparieren. Die Kranke hat noch längere Zeit bei gutem Befinden gelebt.

knoten, Isolierung des N. recurrens, Unterbindung der Schilddrüsengefäße, Durchtrennung des Isthmus, Abpräparieren von Trachea und Ösophagus und Abtragen des ganzen Präparates im Zusammenhang, Kontrolle der periösophagealen Venen, bei Beteiligung Mitentfernen der submaxillaren und der Drüsen über dem Zungenbein. (Vgl. Abb. 61). Zur Verhinderung von Atemstörungen wird vorbeugend eine Tracheotomie gemacht, die Kanüle bleibt 4—5 Tage liegen, wenn nicht eine postoperative Bestrahlung stattfindet, dann müßte die Kanüle 5—6 Wochen liegen bleiben, wird aber zur Vermeidung von Sekundärstrahlen jedesmal während der Bestrahlung entfernt. Bei der Operation des papillären Karzinoms, das nicht sehr bösartig ist, genügt nach George Crile, Ir.-Cleveland-Ohio (Am. J. of surg. 1950) die Resektion der kranken Schilddrüsenhälfte mit Entfernung der befallenen Lymphknoten am Kopfnickerrand.

Wie sind nun die Ergebnisse dieser manchmal etwas heroischen „Radikaloperation"?

Nach einer Statistik des sehr erfahrenen Berner Chirurgen Fritz de Quervain lebten von 60 Radikaloperierten nach 3 Jahren noch 56,8%, nach 5 Jahren 35,2% und nach 10 Jahren noch 15,6%. Dabei schneidet allerdings die Gruppe Parastruma, Papillom, großzelliges Adenom, wucherndes Adenom, metastasierendes Adenom wesentlich besser ab als der bösartige Kropf im engeren Sinne: Karzinom, Hämangioendotheliom, Sarkom, Karzinosarkom. Durch zusätzliche Röntgenbestrahlung wird das Ergebnis bezüglich der Lebensdauer von 3—6 Jahren etwas verbessert.

Von 41 Fällen von maligner Struma, die von 1921 bis 1942 an meiner Klinik radikal operiert wurden, lebten (Horst Weber, Pathol. Institut, Frankfurt a. M., D. m. W. 9—12, 1948) nach 3 Jahren 14, nach 6 Jahren 7. Die Ergebnisse sind also derartig, daß die Operation durchaus berechtigt ist, auch der Wert der zusätzlichen Röntgenbestrahlung scheint mir erwiesen zu sein, dagegen sind die Ergebnisse partieller Operationen und der Bestrahlung allein recht schlecht. Leider wird immer noch eine Reihe von malignen Strumen in unsere Behandlung kommen, bei denen wir operativ nicht mehr helfen können, die aber durch eine Strahlentherapie noch zu beeinflussen sind.

Da erfahrungsgemäß bestimmte Gruppen des bösartigen Kropfes besonders strahlenempfindlich sind, z. B. die malignen Papillome und die malignen Adenome, während die Sarkome im allgemeinen schlecht ansprechen, sollte in solchen Fällen durch die Probeexzision der Charakter der Geschwulst festgestellt werden (vgl. S. 62).

Neben der naturgemäß sehr variablen Radikaloperation spielt noch ein anderer chirurgischer Eingriff eine Rolle, der aber nicht die Dauerheilung des Kranken sondern seine Befreiung von einer unerträglichen Atemnot zum Ziele hat: die Tracheotomie, die wir manchmal auch bei Kranken ausführen müssen, die lediglich bestrahlt werden.

So einfach der Luftröhrenschnitt bei der Diphtherie sein kann, so schwierig ist er bei der inoperablen malignen Struma. Vorher genaue Orientierung über die Lage der Trachea an Hand der Röntgenbilder, gute Assistenz, tadellose Beleuchtung; querer Hautschnitt, Spaltung des oft sehr massiven Isthmus mit dem elektrischen Messer, gutes Auseinanderhalten des klaffenden Spaltes mit scharfen Haken, Inzision der Trachea und Einführen einer besonders langen Trachealkanüle, die mit Jodoformgaze abtamponiert wird. Sitzt die Stenose besonders tief, so ist die Einführung einer sogenannten Hummerschwanzkanüle erforderlich.

Bei wirklich störendem Druck auf den Ösophagus kann die Anlegung einer Magenfistel zur Ernährung des Kranken nötig werden.

Gerade bei der Behandlung des malignen Kropfes wird vielleicht die Anwendung des radioaktiven Jodisotops Jod 131 nach einigen Berichten aus USA aussichtsreich sein, bei Metastasen wurde z. B. der Stillstand des Prozesses beobachtet. Nach KUNO WINKLER (D. med. W. Nr. 43, 1950) kommt nur ein kleiner Bruchteil der malignen Strumen für die Behandlung mit radioaktivem Jod in Frage, vor allem solche Geschwülste, deren Zellen die meiste Ähnlichkeit mit den Thyreoideazellen haben wie das metastasierende Adenom, die wuchernde Struma und das Papillom, das sind etwa 10—12% aller malignen Strumen, bei hoher Dosierung ist an die Möglichkeit einer Schädigung des hämatopoetischen Systems und der Nieren zu denken, eine ebenfalls mögliche Hypothyreose ist leicht zu behandeln und fällt nicht schwer ins Gewicht. Möglicherweise wirkt sich die Anwendung von Stoffen, die nach K. H. BAUER-Heidelberg wie die Röntgenstrahlen auf Keimzellen erbändernd, (mutativ) auf Körperzellen krebserzeugend und auf Krebszellen hemmend (karzinokolytisch) wirken, wie besonders das Senfgas (LOST) und das Urethan, auch günstig auf die maligne Struma aus. Hierher gehört auch die kombinierte Cholin-Sulfonamid-Behandlung nach GÄNSSLEN Ffm. (Kongr. d. D. Ges. f. inn. Med. 1950).

Die Probeexzision

Sie ist erforderlich, 1. wenn die Diagnose maligne Struma nicht sicher ist. So kann etwa die sogenannte „eisenharte Struma RIEDEL" einem Schilddrüsenkarzinom sehr ähnlich sein; hier schafft die Probeexzision Klarheit und bestimmt das weitere Vorgehen. 2. Wenn die Radikaloperation unmöglich ist oder abgelehnt wird. Hier gibt die Probeexzision Aufschluß über den Charakter des Tumors und ist maßgebend für die Dosierung der Strahlentherapie.

Ausführung: Quere Durchtrennung der Haut, weiteres Operieren am besten mit dem Diathermiemesser. Durchtrennung der Muskulatur, Exzision eines ausreichend großen Gewebsstückes mit der Kapsel. Bei genügender Beweglichkeit einige Katgutknopfnähte durch die Kapsel, Hautnaht mit Klammern. Hat man von vornherein zur Ausführung der Radikaloperation sich entschlossen, dann soll die Probeexzision unterbleiben, weil man sich damit das Operationsgebiet verdirbt.

Schilddrüsentransplantation

Zahlreiche Versuche, die Folgen der Schilddrüsenaplasie, besonders das Myxödem durch Überpflanzung von Schilddrüsengewebe vor allem Basedowkranker zu beeinflussen (v. EISELSBERG, SCHÖNBORN, ENDERLEN u. a.), haben auch in Form einer neuen Technik von E. KUBANYI, der 20—25 g schwere Schilddrüsenstücke unter das periadventitielle Gewebe der A. carotis interna verpflanzte, keine eindeutigen Erfolge gezeigt. Besser und einfacher ist in derartigen Fällen eine Therapie mit Thyreoideapräparaten.

IV. Strumitis, Kropffistel, Struma specifica und Riedelsche Struma

Eine akute Schwellung der normalen oder häufiger der kropfig veränderten Schilddrüse wird im Anschluß an zahlreiche Infektionen beobachtet. Meistens handelt es sich um Erkrankungen einer Seite, oder bei Knotenkröpfen um die Entzündung eines isolierten Knotens. Neben pyämischen Metastasen spielen Typhus, Paratyphus A und B und nach eigenen Erfahrungen die Grippe eine große Rolle, aber auch nach allen möglichen anderen Infektionskrankheiten wurde eine metastatische Beteiligung der Schilddrüse und des Kropfes gesehen. Eine abszedierende Strumitis durch Brucella abortus BANG wurde von W. BRUNNER im Anschluß an eine BANGsche Krankheit gesehen. Die Entfernung des strumitischen Knotens, der als Streuherd die Krankheit unterhalten hatte, brachte diese zur Heilung (Schweiz. Zeitschrift f. allgemeine Pathol. 1939).

Es ist wohl recht gleichgültig, ob man eine Thyreoiditis streng scheidet von einer Strumitis, das wird ja auch nicht immer sicher möglich sein. Klinisch fällt auf die unter Anstieg oder Wiederanstieg der Temperatur auftretende Schwellung der befallenen Schilddrüsenseite. Ein vorher schmerzloser Kropf wird schmerzhaft, dazu können bei genügendem Druck auf die Trachea Atemnot und Schluckbeschwerden kommen, selten Sympathikus- und Rekurrenslähmung. Differentialdiagnostisch ist zu denken an eine akute Blutung in eine Kropfzyste, die aber kaum Fieber macht. Der alte chirurgische Grundsatz der Eiterentleerung soll auch hier befolgt werden; in mehr subakut verlaufenden Fällen kann man bis zur Lokalisierung des Prozesses warten.

Die Operation legt am besten in Lokalanästhesie[1]) mit Kragenschnitt unter Durchtrennung der verbackenen und verwachsenen Muskulatur die Schilddrüsenhälfte frei, vielfach kommt man schon jetzt auf Eiter. Erweiterung der Öffnung mit gespreizter Klemme oder Kornzange, Drainage und Tamponade der Höhle nach Beschicken mit Marbadalpuder. Läßt sich der Herd ohne große Verletzung unbeteiligter Gewebe entfernen, soll die Enukleation des befallenen Knotens oder sogar die Resektion der betroffenen Seite ausgeführt werden, allerdings nur soweit, als das ohne Kontaktinfektion der Umgebung möglich ist. Immer ist die bakteriologische Untersuchung des Eiters erforderlich, schon um feststellen zu können, mit welchen bakteriostatischen Mitteln man die Heilung fördern kann (Penicillin, Supronalum?).

Wie auch sonst soll aber die — meistens sehr wirksame — medikamentöse Behandlung notwendige chirurgische Maßnahmen nicht verzögern.

---

[1]) Die entzündlichen Veränderungen der Haut und der tiefen Gewebe betrachten wir nicht als Gegenindikation für die Lokalanästhesie, die ja nach den klassischen Versuchen von SPIESS entzündungswidrig wirkt. Die Gefahr der Verschleppung von Keimen in gesundes Gewebe ist bei sorgfältiger Technik belanglos. Glaubt man, dem Kranken eine örtliche Betäubung nicht zumuten zu können, kommt eine intravenöse Kurznarkose mit Evipan in Frage; dabei sind die Vorschriften von WEESE zur Verhütung einer Atemlähmung zu beachten, vor allem nicht operieren, bis der Kranke tief schläft.

Bei der Topographie der Schilddrüse sind Perforationen von Eiterherden in die Umgebung möglich und oft recht gefährlich. So wurden Durchbrüche beobachtet in Pharynx, Ösophagus, Larynx und Trachea, vorderes und hinteres Mediastinum. Daneben besteht immer die Gefahr der Sepsis und der Pneumonie, die häufigsten Todesursachen der akuten Strumitis.

Kropffistel

In seltenen Fällen bleibt, besonders nach Spontanperforation einer abszedierenden Strumitis eine Kropffistel zurück. Kennt man die Vorgeschichte nicht aus eigener Anschauung, soll man vor dem Eingriff eine Fistelfüllung mit Jodipin und

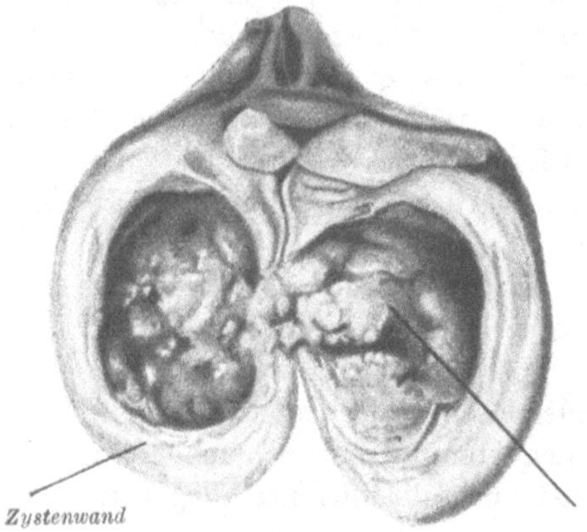

Abb. 62. Vereiterte, fistelnde Kropfzyste (aufgeschnitten).

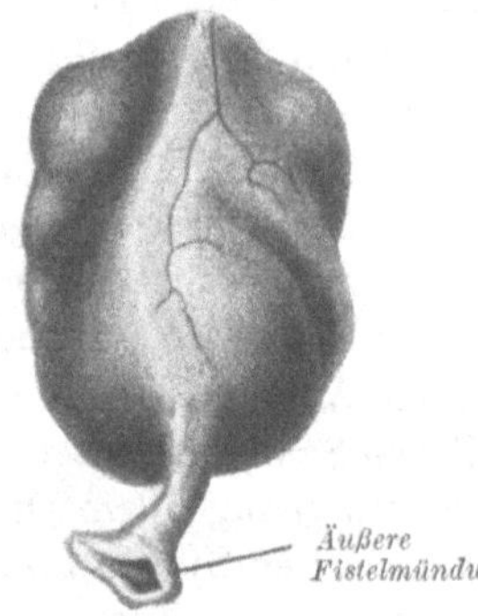

Abb. 63. Vereiterter, fistelnder Kropfknoten. (Nach PAYR.)

Röntgenaufnahme machen, um sich über die Größe der Höhle zu unterrichten, die die Fistel unterhält. Auch die Verwechselung etwa mit einer lateralen oder medianen Halsfistel läßt sich so vermeiden.

Die Therapie der Kropffistel kann nur die Exstirpation der Fistel und des umgebenden Kropfteils sein. In Lokalanästhesie wird die Fistel umschnitten und nach Verlängerung des Hautschnitts im Sinne des Kragenschnitts präpariert man sich in die Tiefe. Nach ausreichender Freilegung der betroffenen Schilddrüsenhälfte wird die Entscheidung, ob typische einseitige Resektion mit Unterbindung der entsprechenden Gefäße oder vielleicht eine einfache Enukleation des die Fistel tragenden Kropfteiles das Bessere ist, möglich sein (vgl. Abb. 62 u. 63).

Eine Verwechslung einer Kropffistel mit einer medianen oder lateralen Halsfistel läßt sich schon durch Aufnahme einer genauen Vorgeschichte ausschließen. Im Zweifelsfalle Klärung der Diagnose durch Röntgenaufnahme nach Jodipinfüllung.

Die Struma tuberculosa

Die Diagnose der Tuberkulose der Schilddrüse ist nur in den wenigen Fällen möglich, wo es bei der käsig abszedierenden Form zu kalten Abszessen kommt. Eine bakteriologische Untersuchung des Eiters mit Tierversuch klärt die Diagnose, ein negativer bakteriologischer Befund des Eiters im Abstrich und Kultur ist immer verdächtig. Neben der abszedierenden Form ist die proliferierende Form Gegenstand der chirurgischen Behandlung. Diese Tumoren sind derb, höckrig, bisweilen empfindlich, bei wachsender Geschwulst wird Druck auf die Trachea, die Halsgefäße, den Sympathikus und den Rekurrens beobachtet. Die Differentialdiagnose gegenüber einer Struma syphilitica, Struma maligna, einer Riedelschen Struma kann manchmal unmöglich sein. Oft deckt erst die histologische Untersuchung, die keineswegs immer leicht ist, den Charakter der Krankheit auf.

Wie bei jeder chirurgischen Tuberkulose kann nur die radikale Operation, die je nach der Ausdehnung der Erkrankung als ein- oder doppelseitige ausgedehnte Resektion mit den üblichen Gefäßunterbindungen auszuführen ist, Heilung bringen. Dabei empfiehlt sich ausgedehnte Benutzung des Diathermiemessers und der Elektrokoagulation. Immer wieder wird betont, daß mit wenig Ausnahmen die Tuberkulose der Schilddrüse nur wenig ausgesprochen auftritt und daß meist klinisch nichts an Tuberkulose erinnert (Nemura-Hedinger, D. Z. Chir. 140, 1917). Daß zur Unterstützung der Heilung alle sonst bei der Tuberkulose üblichen, besonders klimatischen Maßnahmen herangezogen werden, versteht sich von selbst. Über neuere biologische und chemische Mittel im Kampfe gegen die Tuberkulose liegen noch keine ausreichenden Erfahrungen vor, nach den Berichten ist aber jedenfalls ein Versuch mit dem Mittel Tb I 698 = Conteben zu empfehlen.

Die Struma syphilitica

Die Syphilis der Schilddrüse hat chirurgische Bedeutung nur in Form des Gumma, das solitär oder multipel unter nur mäßiger Vergrößerung des Organs auftreten kann. Im Vordergrunde der Beschwerden steht die Atemnot, die zur Tracheotomie zwingen kann; im übrigen kann das Krankheitsbild dem der malignen Struma so ähnlich sein, daß die meisten Fälle unter der Diagnose Struma maligna operiert werden.

In jedem Falle einer unklaren Schwellung der Schilddrüse sollten nach sorgfältig aufgenommener Anamnese Wassermann und Meinicke gemacht werden. Eine antiluetische Kur nach modernen Grundsätzen wird meistens eine chirurgische Therapie überflüssig machen.

Die „eisenharte Struma“ (Riedel 1896)

Dieses vielleicht schon von Billroth 1888 gesehene aber von Riedel-Jena 1896 genau beschriebene und gegen andere Formen des Kropfes abgegrenzte Krankheitsbild ist nach seiner Pathogenese noch reichlich unklar. Unter relativ geringen Schmerzen besonders beim Schlucken und beim Gähnen entwickelt sich langsam und fieberlos eine derbe Schwellung der Schilddrüse. Alle Untersuchungen auf Infektionen (Lues, Tuberkulose, Typhus, Parathyphus) sind negativ, die Geschwulstbildung betrifft beide Lappen der Schilddrüse, erreicht aber nie hohe Grade. Bei der Operation (Enderlen, Hellner u. a. eine eigene Beobachtung) kommt man auf sehr derbes „eisenhartes“ Schilddrüsengewebe („Thyreoidite ligneuse“ der Franzosen). Eine planmäßige Resektion wie beim gewöhnlichen Kropf ist unmöglich, man muß sich meistens mit Teilresektionen begnügen. Dabei kann die Blutung so stark sein, daß sich die Anwendung des Diathermiemessers bei bereitgehaltener Koagulationselektrode jedenfalls empfiehlt. Aber auch bei der unvollkommenen Operation ist der Effekt meistens gut, der Rest der Geschwulst schwindet; prophylaktische Röntgenbestrahlung wird von allen Autoren empfohlen. Nach englischen Autoren (Renton, Charteri und Heggie, Brit. J. surg. 1938) hatte eine Radiumbehandlung vollen Erfolg.

Ätiologisch wird eine chronische Entzündung angenommen, doch ist klinisch die Unterscheidung von einer bösartigen Erkrankung kaum zu machen. Histologisch findet man fibröses Gewebe, starke Fibroblastenwucherung mit Einstreuung chronisch entzündlicher Zellen, an anderen Stellen Anhäufung von Lymphozyten und Plasmazellen, daneben aber auch (nach Enderlen) herdweise Atrophien des Drüsengewebes und „wildgewordene Epithelien", so daß „zuweilen auch der Fachmann seine Ansicht über die Deutung des vorliegenden Präparates ändert". John J. Nooman (Am. J. of Surg. 1949) beschreibt neben der Riedelschen Struma eine schon 1902 von Hashimoto gesehene „Struma lymphomatosa", die äußerlich etwa den Eindruck eines Kolloidkropfes macht und histologisch eine weitgehende lymphozytäre Infiltration neben fibrösen Stellen zeigt. Auffallend starke Grundumsatzsenkung nach der Operation, die jahrelange Behandlung mit Thyreoidea-Extrakt nötig machte; guter Einfluß der Operation auf die geistige Entwicklung der Kranken.

V. Die Zungenstruma (Struma baseos linguae)

Eine „Chirurgie der Schilddrüse" wäre unvollkommen ohne einen Hinweis auf die seltene Form der Struma, die an der Basis der Zunge direkt unter der Schleimhaut zwischen Epiglottis und den Papillae circumvallatae vorkommt, also nahe der Einmündung des Ductus thyreoglossus. Die Oberfläche ist glatt oder leicht gekerbt, die Konsistenz — wie auch bei der Struma am Halse — sehr verschieden, teils weich, teils derb. Auch die Größe wechselt sehr, es sind Tumoren von Kirschgröße bis zum Umfange einer kleinen Männerfaust beschrieben. Der Gefäßreichtum der Zungenstrumen kann sehr beträchtlich sein und sich schon in Form erweiterter und geschlängelter Gefäße nahe der Oberfläche zeigen, die zu spontanen Blutungen führen können. Als umschriebene Schwellungen — histologisch Kolloidstrumen — können die Zungenstrumen lange Zeit symptomlos bleiben. Bei größeren Tumoren bestehen aber Beschwerden: Schluckbeschwerden, Atemnot, Sprecherschwerungen, Blutungen, die sich teilweise bis in die Zeit der Pubertät zurückverfolgen lassen und die Befallenen zum Arzt führen. Das weibliche Geschlecht überwiegt ganz erheblich: Nach einer Zusammenstellung von M. LAWRENCE MONTGOMERY (West. d. Surg. 1936) waren von 144 Fällen 118 weiblich, 17 männlich, 9mal fehlte eine Angabe über das Geschlecht. Hyperthyreotische Erscheinungen sind selten, hypothyreotishe Erscheinungen werden häufiger beobachtet; Grundumsatzbestimmung ist stets erforderlich.

Da vielfach bei Bestehen einer Zungenstruma die Schilddrüse an normaler Stelle am Halse fehlt, sollte jedem operativen Eingriff eine Orientierung über die Schilddrüse am Halse vorangehen. Bei Fehlen des Organs ist die radikale Entfernung der Zungenstruma nach Möglichkeit zu vermeiden. Auch die Erfahrung, daß alle Epithelkörperchen in einer Zungenstruma liegen können, mahnt zur Zurückhaltung.

Auf Verabfolgung von LUGOLscher Lösung wurde zuweilen eine Verkleinerung der Zungenstruma gesehen, so daß ein Versuch damit vor jeder geplanten Operation zu empfehlen ist. Bei der Operation ist das elektrische Messer das Hauptinstrument, Ansätze zur Elektrokoagulation sind in Bereitschaft. Kleinere Tumoren lassen sich in der auch bei anderen Zungentumoren üblichen Weise in Lokalanästhesie nach Anschlingen der Zungenspitze mit einem Haltefaden unschwer exstirpieren. Eine Wasserstrahlpumpe oder ein elektrischer Saugapparat sorgt für die Entfernung von Blut und Speichel vom Operationsgebiet. Da die Blutung recht erheblich sein kann, empfiehlt sich bei allen größeren Zungenkröpfen die vorbeugende Unterbindung der A. lingualis ein- oder doppelseitig. Meistens wird man mit diesem einfachen Vorgehen auskommen. Bei ungenügendem Zugang zum Tumor schafft die Spaltung eines Mundwinkels, die bei folgender sorgfältiger Vernähung kaum eine kosmetische Entstellung bedeutet, mehr Platz; auch die gut in Lokalanästhesie ausführbare

Pharyngotomia suprahyoidea kann den Zugang erheblich verbessern. Von der Durchsägung des Unterkiefers ist im neueren Schrifttum keine Rede mehr.

Sorgfältige makroskopische und histologische Untersuchung des Präparates ist in jedem Falle erforderlich, vor allem sollte auf Epithelkörperchen gefahndet werden. Blutkalziumbestimmung! Gegebenenfalls Nachbehandlung mit Thyreoidin oder AT 10.

Die maligne Entartung der Zungenstruma ist sehr selten, bei fehlendem Kapseldurchbruch ist das chirurgische Vorgehen das gleiche wie bei der gutartigen Zungenstruma. Vielfach wird erst die histologische Untersuchung die Diagnose klären. Vorgeschrittene maligne Zungenstrumen können mit den heroischen Operationsmethoden, wie sie bei den bösartigen Pharynxtumoren üblich sind, angegangen werden, wenn man nicht derartige Fälle von vornherein strahlentherapeutisch behandeln will.

VI. Verletzungen der Schilddrüse

Sind Verletzungen am Halse schon an sich selten, so gilt das besonders für die Schilddrüse. Dabei muß unterschieden werden die traumatische Schädigung der normalen Schilddrüse und die Verletzung des kropfigen Organs. Bei den engen Beziehungen zu Nachbarorganen, der Trachea, dem Ösophagus, den Halsgefäßen sind gleichzeitige Verletzungen der Umgebung sehr häufig, oft stehen sie, wie z. B. bei Verletzungen der Trachea, im Vordergrund.

Man unterscheidet die stumpfen Verletzungen (Quetschungen) der Schilddrüse von den Schädigungen durch Schnitt, Stich oder Schuß. Diese, die perkutanen Verletzungen überwiegen zahlenmäßig. Trifft eine stumpfe Gewalt den Hals, wie etwa beim Fall auf einen harten Gegenstand (Tischkante, Pflugschar o. dgl.), kann es zu Verletzungen der Schilddrüse kommen, die besonders bei kropfig entarteter Schilddrüse durch Blutungen des reichlich mit Gefäßen versorgten Organs vor allem durch Druck des sich rasch bildenden Hämatoms auf die Trachea zu recht bedrohlichen Zuständen führen kann. Häufiger sind perkutane Verletzungen der Schilddrüse durch Messer, Dolche, Lanzen oder Bajonette und Geschosse verschiedenster Art. Jeder Patient mit Verdacht auf Schilddrüsenverletzung gehört ins Krankenhaus. Tritt nach kurzer Beobachtung nicht bald eine Beruhigung ein, bilden sich im Gegenteil Atemnot, Zyanose und Verschlechterung des Allgemeinbefindens aus, muß zielbewußt sofort eingegriffen werden. Übersichtliche Freilegung des Verletzungsgebietes ist erste Forderung. Lokalanästhesie (vgl. S. 26), die verletzte Schilddrüsenhälfte wird nach temporärer Tamponade am besten wie bei der Kropfoperation nach Unterbindung der A. thyreoidea superior (cranialis) und der A. thyr. inferior (caudalis) in der Kontinuität ausgedehnt reseziert. Erweist sich die Resektion als zu schwierig oder ist eine rasche Beendigung des Eingriffs wegen des schlechten Allgemeinbefindens erwünscht, kann man sich mit einer festen Tamponade der verletzten Kropfhälfte begnügen. Die Erfahrung (vgl. B. Schwoerer) lehrt, daß so behandelte Wundhöhlen später schrumpfen und ohne Nachteile ausheilen können. Besonders bei den perkutanen Verletzungen ist eine Beteiligung der Nachbarorgane, vor allem der Trachea und des Ösophagus nicht selten. Luftaustritt aus einer Stelle der Wunde, Aushusten von schaumigem Blut, Behinderung der Atmung, die durch Druck des Kropfhämatoms nicht zu erklären ist, weisen hin auf eine Mitverletzung der Trachea. Meistens wird neben der Versorgung der Wunde eine Tracheotomie, schon zur Sicherstellung der Atmung während der Wundheilung, erforderlich sein. Verletzungen des Ösophagus werden nach den üblichen Grundsätzen genäht. Bei Schwierigkeiten kann eine nach Anästhesierung des Rachens eingeführte Schlundsonde die Naht erleichtern; immer empfiehlt sich, wie auch nach Resektion eines Ösophagusdivertikels, die vorbeugende Tamponade nach dem Jugulum zu zur Verhütung einer Mediastinitis.

Besonders bei Schußverletzungen können anderweitige Schädigungen — Gefäß-Plexus-, Pleuraverletzung — so im Vordergrunde stehen, daß sie in erster Linie, versorgt werden müssen. B. SCHWÖRER (l. c.) beobachtete 10 Monate nach Tamponade und Drainage eines traumatischen Hämatoms in einem Kolloidkropf durch histologische Untersuchung sichergestellte haselnußgroße Kolloidknoten im Manubrium sterni und in der 2. Rippe ohne histologische Malignität. Es liegt nahe, das Trauma für diese Metastasierung verantwortlich zu machen, zu beweisen ist dieser Zusammenhang aber nicht.

Die Berstung großer Kropfzysten kann durch die folgende Blutung zur Trachealkompression und damit zu einem sehr bedrohlichen Zustand führen. Jede schwere Halsquetschung erfordert, ebenso wie die perforierenden Verletzungen, Krankenhausbehandlung, bei zunehmender Schwellung, besonders wenn ein Kropf bestand, Störung der Atmung, Hautemphysem, zielbewußtes operatives Vorgehen. Lagerung des Patienten wie zur Kropfoperation, Jodanstrich der Haut, Lokalanästhesie mit $^1/_2$ bis 1 promilliger Pantocainlösung und Suprareninzusatz. Kragenschnitt, Präparation von Haut und Platysma nach kranialwärts mit Fixation des Lappens am Kinntuch; gute Übersicht ist wichtig. Blutergüsse in die Muskulatur weisen den richtigen Weg. Durchtrennung der Muskeln über der wahrscheinlich verletzten Schilddrüsenhälfte. Findet sich eine mit Koagula ausgefüllte Höhle, zunächst Ausräumung und provisorische Tamponade. Nach Rückgang der schweren Erscheinungen ist die exakte ausgedehnte Resektion der verletzten Schilddrüsenhälfte mit Unterbindung der Gefäße anzustreben. Verbietet das Befinden des Verletzten ein weiteres Operieren, so kann man sich mit der Tamponade begnügen (vgl. die früheren Ausführungen). Meist läßt sich der Tampon nach 8 Tagen leicht entfernen. Sorgfältige Kontrolle des Ösophagus und der Trachea.

Literatur

BARTELS, C., Erg. Chir. u. Orthop. 1931.
BAUER, K. H., Heidelberg, Das Krebsproblem. Jul. Springer 1949.
BIERHAUS, Chirurgie und Kreislauf. Stuttgart 1949.
BLUM, Leistner, Voigt und Spörri, Helv. med. Arch. 1947.
BOOTHBY, Journ. of the Am. ass. 1921.
BOURNE, J. G., Brit. Med. J. 1947.
BROMEIS, Tübingen, Chirurg 1930.
BRUNNER, Schweiz. Ges. f. allg. Pathol. 1939.
CHRISTOPHER, Textbook of surgery 1942.
CROTTI, Columbus, Ohio, J. of the Int. Coll. of Surg. 1950.
DE QUERVAIN, Die Struma maligna, Enke, Stuttgart 1941.
ENDERLEN, Der Chirurg 1932.
ENDERLEN und HOTZ, Ztschr. f. angew. Anat. u. Konstitutionslehre, Bd. III, H. 1 u. 2, 1920.
FLÖRCKEN, H., Bruns Beitr. 1922.
FLÖRCKEN, H., Arch. klin. Chir. 1949.
FLÖRCKEN u. MUES, Med. Klin. 1927.
FLÖRCKEN u. WALD, Kongr. D. Ges. Chir. 1938.
FREY, E. K., Die Chirurgie des Herzens. Enke, Stuttgart 1939.
FREY, SIGURD, Die Luftembolie. Erg. Chir. u. Orthop. 22. Bd., 1929.
GÄNSSLEN, Kongr. D. Ges. f. innere Med. 1950.
GETZOWA, Virchows Arch. 1907 u. 1911.
GULEKE, N., Chirurgie der Nebenschilddrüsen (Epithelkörper). Enke, Stuttgart 1913.

HELLNER, Zbl. Chir. 1920.
HERTZ, JOHN, Kopenhagen. The Journ. of the int. Coll. of Surg. März 1951.
JACKSON, ARNOLD S., Madison, Arch. of surg. 58, 1949.
KASPAR, Wien, Zbl. Chir. 1944.
KLOSE, HEINRICH, Die Chirurgie der Basedowkrankheit. Enke, Stuttgart 1929.
KORTH, J., Der Chirurg 1936.
MERKE, Bruns Beitr. 140. Bd.
MONTGOMMERY, M. LAWRENCE, West. J. Surg. 1936.
NÈGRE, ERIC und BALMES, ANTOINE, J. de Chir. 66, 1950.
NEMURA und HEDINGER, D. Ztschr. Chir. 140, 1917.
NISSEN, R., New York, Arch. klin. Chir. 265, 1950.
NOOMAN, JOHN J., Am. J. of surg. 1949.
OUTERBRIDGE, RALPH, E., An. u. Surg. 1947.
RENTON, CHARTERI und HEGGIE, Brit. J. surg. 1938.
ROSS, DONALD E., Am. J. of surg. 1930.
SAUERBRUCH, F., Chirurgie der Brustorgane. Springer 1925.
SCHWÖRER, Bruns Beitr. 131. Bd. 1924.
SCOTT u. RAMEY, J. of surg. Endocrin. 1949.
SIMON, MAX MICH., The Journ. of the int. Coll. of Surg. April 1951.
SOMMER, J. u. LOUIS LEVIN, Am. Surg. 1938.
STEINER, H., Wien, Ztschr. klin. Med. Wien 1948.
THOREK, PHILIP, Am. J. of surg. July 1949.
VOGEL, W., Erg. Chir. u. Orthop. 23. Bd. 1930.
WARD, HENDRICK und CHAMBERS, Am. surg. 131, 1950.
WEBER, HORST, Kli. Wo. 1950.
WEESE, Zbl. Chir. 1943.
WERNER, QUIMBY and SCHMIDT, Am. J. of Medicin 1949.
WINKLER, KUNO, D. M. W. 43, 1950.
ZIEGELMANN, Arch. Oto-laryng. 1933.

VII. Die laryngo-tracheoskopische Untersuchung des Kropfträgers

vcn

Dr. med. GEORG SCHOLZ

Chefarzt der Hals-, Nasen-, Ohren-Klinik des St. Marienkrankenhauses, Frankfurt/Main

In einer großen Zahl von Fällen werden die Beschwerden des Kropfträgers ihn zuerst in die Hände des Laryngologen führen. Handelt es sich um eine beginnende Struma, die vielleicht von dem Patienten selbst noch nicht einmal beobachtet wurde, können die Beschwerden verschiedenster Art sein, im Vordergrund wird aber immer das Druckgefühl in der Gegend des Kehlkopfes stehen. Dieses Druckgefühl braucht, wie die spätere Untersuchung zeigen wird, nicht durch direkten Druck einer Struma auf Larynx oder Trachea hervorgerufen werden, sondern kann lediglich durch die Überfunktion der Schilddrüse, durch stärkere Durchblutung und die außerdem damit zusammenhängenden Allgemeinbeschwerden ausgelöst werden. Eine genaue Anamnese wird, wie überall, auch für den Laryngologen von großer Wichtigkeit sein um bei negativem laryngologischem Befund den Patienten in die Hände des Internisten zu führen um feststellen zu lassen ob die dyspnoischen Erscheinungen kardialer Natur sind. Durch eine genaue palpatorische und perkutorische Untersuchung wird man immer nach einer substernalen Struma fahnden und bei nicht sicherem oder negativem Befund noch die anderen Untersuchungsmöglichkeiten ausnutzen.

Sind die Beschwerden, die den Patienten zum Laryngologen führen, stärker, daß es sich also schon um Atembehinderung oder um Atemnot handelt, wird auch hier vor der Laryngoskopie uns die Anamnese schon einen weiteren Hinweis geben können. Eine allmählich aufgetretene und stärker werdende Atembehinderung weist auf eine Verdrängung oder Impression der Trachea oder des Kehlkopfes hin. Es sei hier auch erwähnt, daß nicht die Größe der Struma, sondern lediglich ihr Sitz die Stärke der Atembehinderung bestimmt. Bei günstigem Sitz der Struma kann die Trachea seitlich ausweichen ohne daß stärkere Atembehinderung aufzutreten braucht. Tritt eine Verengerung der Trachea in sagittaler Richtung durch gleichmäßigen doppelseitigen Druck ein (Säbelscheiden-Trachea), wird die Atemnot stärker, noch gefährlicher ist die konzentrische Einengung der Trachea durch eine dieselbe umwachsende Struma. In den meisten Fällen läßt sich bei der Laryngoskopie die Trachea so weit mitüberblicken, daß man eine Trachealstenose, Säbelscheiden-Trachea oder konzentrische Einengung feststellen kann. In über der Hälfte aller Kropfbildungen sind Veränderungen in der Weite und Lage der Luftröhre bei der Untersuchung nachzuweisen. Als Folge des dauernden Druckes einer der genannten Kropfformen kann es zur schwersten Schädigung der Trachea, zur Tracheomalazie kommen, einer Degeneration und Erweichung der Trachealknorpel. In diesen Fällen wird die Trachea nur durch die Verwachsung mit dem Kropf offen gehalten. Hier wird man häufig schon bei der Unterhaltung mit dem Patienten das charakteristische tiefe Geräusch bei der Inspiration bemerken können. Tritt die geklagte Atembehinderung nur bei körperlichen Anstrengungen auf, ohne Stimmbehinderung, auf die später noch eingegangen werden soll, ist an eine einseitige Stimmbandlähmung zu denken. Sind die letztgenannten Beschwerden bei sichtbarer Struma vorhanden, werden die Patienten in den meisten Fällen zuerst den Chirurgen aufsuchen und dann dem Laryngologen einer zusätzlichen Untersuchung zugewiesen werden. Wie schon erwähnt, ist nicht die Größe, sondern vor allem der Sitz der Struma für die Kompressionsstenose von Bedeutung. Entwickelt sich die Struma nur substernal, was häufig der Fall sein wird bei kurzem Hals und tiefstehendem Kehlkopf, so ist der Druck auf das Trachealrohr sehr viel stärker und es wird diesem Druck schneller nachgeben müssen als wenn es sich um eine hochsitzende, wenn auch sehr große Struma handelt, die lediglich nur eine Verlagerung der Trachea machen kann, ohne daß eine Atembehinderung aufzutreten braucht. Da die Veränderungen an der Luftröhre durch eine pathologisch vergrößerte Schilddrüse sehr verschieden sein können, hält man sich am besten, um die verschiedenen Formen einheitlich zu bezeichnen an das von Wild ausgearbeitete Schema, das hier wiedergegeben sein soll.

I. Verlagerung der Trachea (bei normalen Lumen).
  A. Mit geradebleibender Rohrachse — Deviation.
  B. Mit bogenförmig verlaufender Rohrachse — Verbiegung.
    a) Seitlich — Skoliose,
    b) Konvex nach hinten — Kyphose,
    c) Konvex nach vorn — Lordose.
    Jeweils entweder:
      1. Verdrängung der Luftröhre an einer mehr oder weniger ausgedehnten Stelle,
      2. An zwei oder mehr Stellen S- oder schlangenförmiger Verlauf.

II. Torquierung oder spiralige Drehung der Trachea.

III. Verengerung der Luftröhre.
  A. Einseitig,
    a) durch flache oder turmorartige Hervorwölbung der Trachealwand,
    b) durch Einknickung derselben.
  B. Doppel- oder mehrseitig,
    a) durch flache oder tumorartige Vorwölbungen,
    b) durch Einknickungen und zwar jeweils wieder
      1. auf gleicher Höhe,
      2. an Ringen in verschiedener Höhe.

IV. Veränderung der Trachealwände.
  A. Der Schleimhaut,
  B. Der Knorpel,
  C. Aller Wandschichten (Durchwachsung).

V. Kombinationen der verschiedenen Veränderungen.

Die Spiegeluntersuchung des Kehlkopfes wird, bei geeigneter Kopfhaltung, uns die verschiedenen Formen der Trachealveränderungen erkennen lassen, auch werden wir eine seitliche Verdrängung oder Torquierung des gesamten Kehlkopfes bei höher sitzender Struma dabei erkennen. Ein weiteres Hilfsmittel zur Feststellung obiger Veränderungen haben wir in der Röntgenuntersuchung auf die an anderer Stelle näher eingegangen ist.

Es soll hier noch kurz die KRÖNLEINsche Theorie über das Zustandekommen der Trachealveränderungen erwähnt werden. Der Schnelle des Wachstums der Struma wird dort ein maßgebender Einfluß auf die Trachealveränderungen insofern zugesagt, als bei langsam wachsenden Strumen eine Hypertrophie der seitlichen Halsmuskulatur eintritt, die damit einen stärkeren Widerstand als die Trachea entgegensetzt und es leichter zu den verschiedensten Kompressionsstenosen kommen kann als bei schnell wachsenden Strumen bei denen eine Muskelatrophie eintritt und durch den geringeren Widerstand nach außen der deformierende Einfluß auf die Trachea weniger ist.

Ein weiterer Grund der den Kropfträger der laryngologischen Untersuchung zuführt, sei es aus eigener Initiative oder auch auf Veranlassung des Chirurgen sind die Stimmschädigungen. Im Gegensatz zu den Atemstörungen bei den Kropfträgern, die mitunter erst relativ spät durch Gewöhnung des Körpers an die veränderten Verhältnisse beachtet werden, kommen Stimmstörungen meist sofort in die Hände des Arztes. Es soll hier nur von den Stimmstörungen bei Kropfträgern gesprochen werden, deren Ursache immer eine motorische Lähmung ist. Wie bekannt werden alle Muskeln, die eine Bewegung der Stimmbänder veranlassen, durch den Ramus laryngeus inf. sive N. nervus recurrens vagi (Rekurrens) versorgt, ausgenommen der M. cricothyreoideus, der durch den Nervus laryngeus sup. versorgt wird, aber für Stimmschädigungen weniger in Betracht kommt. Die engen räumlichen Beziehungen des Rekurrens zur Schilddrüse setzen ihn dadurch häufig Drucklähmungen aus.

Zum Teil gilt hier immer noch das alte SEMON-ROSENBACHsche Gesetz, wonach bei einer peripheren Rekurrenslähmung zuerst die Fasern geschädigt werden, die den einzigen Öffner der Stimmritze, den M. cricoarytaenoideus posticus (Postikus) versorgen um erst später in das zweite Stadium der Lähmung, die vollständige Rekurrenslähmung, überzugehen, womit eine Lähmung sämtlicher Schließmuskeln eintritt.

Beim Spiegeln des Kehlkopfes sehen wir in dem erstangeführten Stadium das Stimmband in der Mittellinie unbeweglich stehen, es erscheint lediglich wenig verkürzt und der Aryknorpel der betroffenen Seite hängt etwas über, da der Postikus nicht mehr dem M. vocalis entgegenwirkt, der den Aryknorpel nach vorne zieht. Bei der beschriebenen einseitigen Postikuslähmung tritt keine Stimmstörung auf, wir sehen dieses Stadium also nur bei der üblichen Kehlkopfuntersuchung des Kropfträgers, da auch hierbei keine Atembehinderung, ausgenommen bei schweren körperlichen Anstrengungen auftritt. Ist die Postikuslähmung doppelseitig, so tritt die bekannte schwere inspiratorische Dyspnoe auf, die uns meistens zur sofortigen Tracheotomie zwingt.

Geht die einseitige Postikuslähmung in das zweite Stadium, also Drucklähmung sämtlicher Rekurrens-Fasern über, so sehen wir beim Spiegeln das Stimmband jetzt unbeweglich in Lateral-Stellung stehen. Die Stimme ist heiser, die Atmung nicht behindert. Hat dieser Zustand bereits längere Zeit bestanden, kann man beim Spiegeln beobachten, wie das nicht betroffene Stimmband beim Phonieren die Mittellinie überschreitet, um sich den veränderten Verhältnissen im Kehlkopf anzupassen.

Bei doppelseitiger vollständiger Rekurrenslähmung sehen wir beide Stimmbänder unbeweglich in Lateral-Stellung, es besteht eine völlige Aphonie und Unmöglichkeit zu pressen und zu husten.

Bei jedem Kropfträger, besonders wenn eine Operation bereits vorgesehen, ist eine laryngo-tracheoskopische Untersuchung immer anzuraten, auch wenn keine Stimmstörungen bestehen, denn es kann doch eine einseitige Postikuslähmung, die wie bereits ausgeführt, keine merklichen Beschwerden macht, bestehen, um dann später in eine einseitige Rekurrenslähmung überzugehen, was dann vielleicht fälschlicherweise als Operationsfolge angesehen wird.

Stimmschädigungen durch die Kropfoperation

Treten während oder nach einer Kropfoperation Stimmschädigungen auf, so liegt deren Ursache, bis auf eine mögliche Ausnahme auf die weiter unten noch eingegangen werden soll, in einer direkten Schädigung des N. recurrens. Die Möglichkeit einer Schädigung kann eher gegeben sein bei besonders großen, tiefsitzenden oder die Trachea umwachsenden Strumen, oder, wobei es wohl am leichtesten vorkommen kann, bei einer malignen diffus wachsenden Struma. Nach Loslösnng des unteren Poles und Unterbindung der A. thyreoidea inf. wird also, wie es ja jedem Chirurgen bekannt ist, besonderes Augenmerk dem N. recurrens zuzuwenden sein.

Bei nur teilweiser Läsion des N. recurrens, sei es beim Abklemmen oder Unterbinden der A. thyreoidea inf., können nur die Fasern, die den Postikus versorgen, getroffen werden. Wie schon erwähnt, ist die Folge, sofern es nur einseitig ist, nicht sofort festzustellen, da weder eine Stimm- noch Atemstörung sich sofort bemerkbar macht. Die Stimmprüfung während der Operation bietet also keine absolute Gewähr dafür, daß der Rekurrens nicht verletzt oder geschädigt wurde. In den Fällen, in denen der Chirurg mit ziemlicher Sicherheit annehmen kann, daß eine Verletzung des Rekurrens bei der Operation nicht stattgefunden hat und trotzdem später eine an der Beweglichkeit des Stimmbandes festzustellende Rekurrens-Schädigung vorliegt, nimmt man häufig, ohne es jedoch in den meisten Fällen beweisen zu können, ein sekundäres Hämatom oder eine verstärkte innere Narbenbildung an.

Es wurde weiter oben noch eine weitere Möglichkeit einer Postikus-Parese, ohne direkte Schädigung des Rekurrens, angedeutet. Broekaert hat hierüber eingehend gearbeitet und seine Ansichten wurden auch von Ammersbach akzeptiert und bestätigt. Broekaert nimmt auch auf Grund seiner tierexperimentellen Untersuchung an, daß bei einer Schädigung der vom Sympatikus zum Ganglion cervikale inf. und von dort zum Plexus thyreoideus inf. ziehenden vasomotorischen Fasern, durch rein vasomotorische Einflüsse eine Degeneration des Postikus eintritt, zumal die beschriebenen Fasern in einem Bereich liegen, der bei der Operation möglichen Schädigungen, vor allem bei der Unterbindung der A. thyreoidea inf. ausgesetzt ist.

Zu der motorischen Innervation des Postikus hat jedoch der Sympatikus keine Beziehungen.

Sind durch die Operation, sei es direkt oder indirekt, Stimmschädigungen eingetreten, so sind es die gleichen wie sie durch die Kropfbildungen selbst hervorgerufen werden können und auch dort bereits beschrieben sind. Wichtig ist in allen derartigen Fällen die Therapie, gleich, ob nun das umstrittene SEMON-ROSENBACHsche Gesetz hier gilt oder nicht.

Die Prognose der Stimmbandlähmungen als Folge einer Strumektomie ist, sofern nicht schon während der Operation die Lähmung sich bemerkbar machte, eine relativ gute. Man kann immer wieder beobachten, daß noch nach Monaten die Beweglichkeit des betroffenen Stimmbandes wieder eintritt, allerdings ist es auch möglich, daß während dieser Zeit eine Fixation im Arygelenk sich entwickelte. Man wird in allen diesen Fällen durch regelmäßige häufige Faradisation dem entgegenzuwirken versuchen, daß eine Degeneration in den Muskeln entsteht; ein direkter Heilwert kommt jedoch der Faradisation nicht zu.

Bildet sich nach der abzuwartenden Zeit eine Stimmbandlähmung nicht zurück, so kommt es auf die Art der Lähmung an, ob eine Therapie überhaupt notwendig oder auch möglich ist. Es kann an dieser Stelle nicht auf alle Operationsmethoden eingegangen werden, erwähnt werden sollen nur die zwei grundsätzlich verschiedenen Arten. Erzielt werden soll durch eine Operation entweder eine Wiederbeweglichkeit des Stimmbandes bzw. Aryknorpels durch Bildung einer Nervenanastomose um eine Innervation erneut herzustellen oder durch Befestigung anderer Muskeln oder Muskelteile am Proc. muscularis des Aryknorpels oder eine Verlagerung des gelähmten Stimmbandes in eine für den Körper notwendige Stellung.

Bei einseitiger Postikuslähmung ist eine operative Maßnahme nicht notwendig, da weder eine Stimm- noch merkliche Atemstörung vorliegt. Bei doppelseitiger Postikuslähmung wird man, nach vorausgegangener Tracheotomie, versuchen, ein Stimmband in Lateralstellung zu bringen um freie Atmung durch den Kehlkopf zu erzielen. Erwähnt werden sollen hier zwei neue, jetzt von KRESSNER ausgearbeitete Verfahren, die er bezeichnet als „Die extralaryngeale Laterofixation des Aryknorpels in der Schildplatte mit Tiefersetzung der Stimmlippe" und als „Die extralaryngeale Laterofixation des Aryknorpels im Ringknorpel und die maximale Tiefersetzung des Stimmbandes".

Bei einseitiger totaler Rekurrenslähmung wird von BRÜNINGS die Paraffininjektion in das gelähmte Stimmband angeraten, um dadurch dem gesunden Stimmband ein festes Widerlager zu schaffen, wodurch wieder eine normale Stimmbildung herzustellen ist.

VIII. Die Thyreoidektomie in der Behandlung von Herzkranken

von

Dr. med. R. HÜRTHLE

Chefarzt der Medizinischen Klinik des St. Marienkrankenhauses, Frankfurt/Main

Zur Behandlung eines kranken, leistungsschwachen Herzens stehen uns im wesentlichen zwei Möglichkeiten zur Verfügung. Entweder man setzt die Anforderungen an das Herz herab — hierzu dienen alle Maßnahmen, die den O_2-Verbrauch senken, insbesondere die Verminderung der Muskelarbeit — oder man versucht die gesunkene Herzleistung zu heben, indem man durch Zufuhr von Digitaliskörpern die geschwächte Herzmuskulatur kräftigt. Meist werden beide Wege zugleich beschritten. Bei einer Reihe von Herzkranken läßt sich aber der Zustand hierdurch nicht beeinflussen. Nach Kenntnis der Zusammenhänge zwischen Schilddrüse und O_2-Bedarf des Organismus — 1893 entdeckte FR. v. MÜLLER (1) die Erhöhung des O_2-Verbrauchs bei Basedow — sowie der Wechselbeziehungen zwischen Schilddrüse und Kreislauf, unternahm man dann den Schritt, in therapieresistenten Fällen von Herzinsuffizienz die Thyreodektomie vorzunehmen, um durch Grundumsatzsenkung eine bisher nicht erreichbare Entlastung des Kreislaufs herbeizuführen. Von maßgebender Bedeutung hierfür waren zunächst die von chirurgischer Seite, vor allem der Wiener Schule gemachten Erfahrungen an Strumen und Hyperthyreosen. Immer wieder wurden erhebliche Besserungen der Herztätigkeit nach Strumektomie beobachtet und bei Altershyperthyreosen, deren Herzschwäche deutlich, deren übrige thyreotoxischen Symptome weniger oder nur schwach ausgeprägt waren, wurden durch totale Strumektomie überraschende Erfolge erzielt, der Rückgang der kardialen Insuffizienz übertraf wesentlich den der anderen Erscheinungen. Die an Herzkranken mit Strumen gemachten Erfahrungen zeigten, daß auch schwere Herzklappenfehler im Stadium der Dekompensation keine Gegenanzeige gegen die Operation darstellen. Es war auffallend, wie gut der Eingriff auch von Schwerkranken vertragen wurde (v. SCHÜRER) (2); die Mortalität des Verfahrens war in Wien so gut wie Null. Daraus folgt die Forderung, jedes durch eine Hyperthyreose komplizierte Vitium, auch wenn der Zustand des Kreislaufs bedrohlich erscheint, baldmöglichst der Operation zuzuführen.

Bestand der Eingriff bisher in der Entfernung einer kranken Schilddrüse bei kardialer Insuffizienz, so ging 1927 LEVINE (3) den entscheidenden Schritt, in einem solchen Falle eine gesunde Schilddrüse zu resezieren — man muß aber hinzufügen, durch einen Zufall. Er ließ einen Herzkranken in der Annahme einer Hyperthyreose partiell thyreodektomieren. Die histologische Untersuchung ergab eine normale Schilddrüse. Die erhebliche Besserung im Befinden des Kranken bewog ihn, die Operation weiter an Patienten mit therapieresistenter Herzinsuffizienz auszuführen, und zwar in Form der totalen Thyreoidektomie, nachdem die subtotale nicht die gewünschten Erfolge gebracht hatte. Auf breiter Grundlage wurde nun von Levine sowie Blumgart (4) und zahlreichen Mitarbeitern das Verfahren ausgebaut und später auch in Europa übernommen. Neben einer Reihe von Einzelbeobachtungen (Lit. b. Siedek; (5) Sikemeier) (6) liegen umfangreichere Berichte wiederum aus der Wiener Schule vor (Mandl (7), v. Jagič und v. Zimmermann (8), Scherf (9), v. Schürer (2), Siedek (10). 1941 berichten amerikanische Autoren (Cutler und Hoerr) (11) über Fünfjahresresultate bei einem größeren Krankengut.

Grundlage des Verfahrens war die Vorstellung von der Entlastung des Herzens durch die zu erwartende Grundumsatzsenkung. Auf die Frage, wie sich bei genauerer Betrachtung diese Verhältnisse nach Entfernung der Schilddrüse wirklich ändern, geben uns vor allem die Untersuchungen von Böger und Wezler (12) beim Myxödem exakte Auskunft. Nach diesen Autoren ist die Unterfunktion der Schilddrüse in der Tat mit einer erheblichen Herabsetzung der Herzleistung verknüpft. Während diese beim Gesunden etwa 10×10^6 Erg/sec. beträgt, werden beim Myxödem Senkungen bis auf $2{,}33 \times 10^6$ Erg/sec., also um über 70% beobachtet. Diese Herabsetzung ist die Folge einer erheblichen Verminderung des Schlag- und Minutenvolumens und wird ermöglicht nicht nur durch den verringerten O_2-Bedarf der Körperzellen nach Ausschaltung des Thyroxins, sondern auch durch eine, mindestens ebenso wichtige, erhebliche Steigerung der O_2-Ausnützung in der Peripherie. Von den 200 ccm O_2, die normalerweise in 1 Liter arteriellen Blutes enthalten sind, schöpft der Gesunde in Ruhe etwa 50 ccm ab, der Myxödematöse dagegen bis über 100 ccm. Aus den Untersuchungen von Böger und Wezler folgt ferner, daß nur eine sehr erhebliche Reduktion der Schilddrüsentätigkeit zu dem gewünschten Ziel beim Herzkranken führen kann: bei einer Grundumsatzsenkung von —28% fanden sie eine Steigerung der arteriovenösen O_2-Differenz von 74 ccm und erst bei einem Grundumsatz von —45% eine solche von 102 ccm.

Nach diesen Ergebnissen hätten wir also beim Herzkranken durch das operativ erzielte Myxödem eine wesentliche Besserung seines Zustandes zu erwarten. Die Erfahrung hat jedoch die anfangs in diese Operation gesetzten großen Erwartungen nur zum Teil erfüllt. Während Levine und Blumgart zunächst überraschende Erfolge bekanntgaben, traten schon bald aus Amerika kritische und ablehnende Stimmen auf den Plan (Means [13], Clairborne und Hurxtal [14] u. a.). In Europa setzte sich Mandl (7) an Hand eines Beobachtungsgutes von 34 Fällen sehr für das Verfahren ein. 1938 berichtet Winkelbauer (15) über 12 Operierte, macht aber schon gewisse Einschränkungen, weist auf die Grenzen des Verfahrens hin und betont, das Schwierigste sei die richtige Indikationsstellung. Die Ergebnisse v. Schürers (2) an 30 Fällen sind uneinheitlich und 1939 lehnen v. Jagič und v. Zimmermann auf Grund ihrer Erfahrungen an 11 Kranken die Methode ab. Die Fünfjahresergebnisse Cutlers und Hoerrs stützen sich auf Beobachtungen an 57 Patienten, deren Schilddrüse total entfernt worden war. Postoperativ traten fünf Todesfälle ein. Nach fünf Jahren waren noch 16 am Leben. Die besten Erfolge waren bei der Gruppe der Angina pectoris-Kranken zu verzeichnen: von 32 lebten nach sechs Monaten noch 27, davon wurden 26 für längere Zeit gebessert; nach fünf Jahren lebten noch 12, bei acht von ihnen war der Zustand erträglich. Bei der zweiten Gruppe (Arteriosklerosen, Klappenfehler u. a.) war der Erfolg weniger befriedigend, von 25 überlebten 15 die ersten sechs Monate, nach fünf Jahren waren noch vier am Leben, hiervon war bei dreien der Zustand gebessert. Die Autoren empfehlen die totale Thyreoidektomie in ausgesuchten Fällen von Angina pectoris, die durch andere Maßnahmen nicht zu bessern sind. 1940 referiert SIEDEK (5) in einer umfassenden Übersicht über den derzeitigen Stand des Verfahrens an Hand von etwa 450 Fällen der Weltliteratur (bis 1939), davon fast 70 aus Wien; der größte Teil der übrigen stammt aus Amerika. Die Operationsmortalität schwankt. In der Zusammenstellung PARSONS (16) 1937 betrug sie bei 229 Herzdekompensationen 10,48%, bei 133 Angina pectoris-Kranken 3,75%. BLUMGART fand 1936 bei 121 Dekompensierten und 64 Angina pectoris-Kranken aus 26 Krankenhäusern einen Mittelwert von 4,7%. Eine Reihe von Autoren, vor allem der Wiener Schule, berichten bei wesentlich kleineren Krankenzahlen über gar keinen Operationstod. CLARK (17) erlebte bei 21 Fällen von Angina pectoris 14% Todesfälle. Die Erfolgsstatistik ist wesentlich ungleichartiger. Nach PARSONS war bei 229 Fällen kardialer Dekompensation (meist Klappenfehler und Hypertonien) 71mal (34,65%) ein ausgezeichneter Erfolg, in 59 Fällen (28,78%) eine deutliche Besserung, in 6 Fällen (2,92%) eine geringe Besserung und 69mal (33,65%) keine Besserung festzustellen. Die zufriedenstellenden Erfolge ergeben somit immerhin einen Prozentsatz von rund 63%. Bei den 133 Angina pectoris-Kranken werden 71 (55,46%) ausgezeichnete, 36 (28,12%) gute, 5 (3,9% geringe Erfolge und 16 (12,5%) Mißerfolge verzeichnet. Die Erfolgsziffer beträgt somit 83%. Wesentlich ungünstiger sind die Ergebnisse der Wiener Autoren. Von 30 Fällen v. SCHÜRERS waren 11 wesentlich, 12 gering und 7 nicht gebessert. Bei v. JAGIČ und v. ZIMMERMANN, deren Fälle zum Teil in der Arbeit v. SCHÜRERS erscheinen, finden wir gute Erfolge bei zwei Koronarsklerosen (keine Angina pectoris-Anfälle mehr, Beobachtungszeit $1^1/_2$ Jahre) und zwei Fällen von Claudicatio intermittens arteriosclerotica (nach subtotaler Thyreoidektomie sofort beschwerdefrei), dagegen bei 11 Vitien, 2 essentiellen Hypertonien und einem Emphysem glatte Versager. PHILIPPS und MILLIKEN (18) hatten bei 14 Fällen von Angina pectoris in 7 Fällen ausgezeichnete, in 3 Fällen gute Erfolge. Besonders hingewiesen werden muß in diesem Zusammenhang auf die Arbeit von COHEN (19), der über die sozialen Verhältnisse seiner Kranken und die Bedeutung der Operation für die Wiedererlangung der Arbeitsfähigkeit berichtet. Von 47 Patienten (meist Industriearbeiter, Kaufleute, Hausfrauen), worunter 18 Angina pectoris-Kranke, waren vor der Operation 40 völlig und 7 zeitweise arbeitsunfähig. 40 wurden so gut wie beschwerdefrei, bei 23 wurde die Arbeitsfähigkeit erheblich gebessert. Von 29 Industriearbeitern, die vor der Operation höchstens zwei Monate ununterbrochen arbeiten konnten, erlangten 11 die volle Arbeitsfähigkeit wieder. Soweit die wichtigsten Ergebnisse der Literatur. Weitere Einzelheiten sind in der Zusammenfassung von SIEDEK resp. im Original nachzulesen. Wir werden an Hand dieses Materials, vor allem unter Berücksichtigung der Tatsache, daß die meisten der angeführten Fälle als therapieresistent bezeichnet wurden, die Erfolgsaussichten des Verfahrens summarisch mit mindestens 50% bewerten dürfen, bei der Angina pectoris noch bedeutend höher. Die Besserung der Arbeitsfähigkeit hängt natürlich wesentlich vom Beruf des Kranken ab. Aber auch geringe Besserungen, vor allem der Rückgang von Beschwerden sind schon unbedingt als Erfolg anzusehen.

Worauf beruhen nun der hohe Prozentsatz von Versagern des Verfahrens und die sich widersprechenden Ergebnisse vieler Autoren? Die Möglichkeit nicht genügend strenger Kritik in der Bewertung mancher Fälle sei hier außer acht gelassen. Eine Hauptursache ist wohl die Schwierigkeit resp. manchmal bestehende Unmöglichkeit, beim Herzkranken eine Prognose zu stellen, weil er in besonderem Maße Einflüssen ausgesetzt ist, die seinen Zustand wesentlich beeinflussen. So spielen Infektionen, vermehrte körperliche Anforderungen (auch durch Gewichtszunahme), Hinzutreten von Hypertonien und Anämien, Änderungen der Ernährung, rekurrierende rheumatische Prozesse, Fortschreiten von Gefäßerkrankungen und seelische Belastungen oft eine verhängnisvolle Rolle. Es dürfte schwierig oder unmöglich sein, bei einem thyreoidektomierten Herzkranken eine Aussage darüber zu machen, wie sich sein Schicksal gestaltet hätte, wenn er nicht operiert worden wäre. Wenn sich nach anfänglichem Erfolg bald ein Rückschlag einstellt, so ist zu fragen, ob nicht ohne Operation der Zustand noch viel schlechter geworden und die Lebensdauer verkürzt worden wäre.

Es ist ferner zu bemerken, daß das vorliegende Krankengut noch zu gering und ungleichartig ist (Siedek 11), um bei den verschiedenen Krankheitsgruppen, die dem Verfahren unterzogen wurden, genügend eindeutige und vergleichbare Ergebnisse zu liefern.

So werden z. B. unter dem Begriff der Angina pectoris, die ja nur ein sehr vielseitig bedingtes Symptom dastellt, viele Krankheitsvorgänge zusammengefaßt, die ganz verschieden auf die Operation ansprechen. Klappenfehler und Herzmuskelerkrankungen lassen durch außerdem noch bestehende andere Schäden oft keine Vergleichsmöglichkeiten zu.

Ein Gefahrenmoment, das den Erfolg der Operation wesentlich beeinträchtigen kann und im Anfang, wohl aus Mangel an Erfahrung, noch nicht genügend gewürdigt wurde, ist das Myxödem. Seine Schäden betreffen sowohl das Herz wie das Gefäßsystem. Die Klagen der Myxödemkranken über das Nachlassen der Herzkraft sind nur zu bekannt. Die Vergrößerung des Herzens, die wir feststellen, wird als Zeichen einer Quellung und myxödematösen Durchtränkung der Herzmuskulatur gedeutet. In vielen Fällen mag außerdem noch ein Perikarderguß hinzukommen, nach Berichten der jüngsten Literatur (20) sind Perikardergüsse bei Myxödem gar nicht so selten. Im Ekg. finden sich oft schwere Veränderungen. Die Gefäßschäden entwickeln sich auf dem Boden einer Hypercholesterinämie. Das Myxödem führt zu einem erheblichen Anstieg des Blutcholesterins (Lit s. b. Siedek (5), ferner Fleischmann u. M. (21), Chaikoff u. M. (22), Bologna (23)). Dieser Anstieg ist nach Hurxtal (24) so charakteristisch für das Myxödem, daß er ein besseres Kriterium für den Grad der Erkrankung darstellen soll als der Wert des Grundumsatzes. Cholesterinfütterung zieht bekanntlich die Entstehung arteriosklerotischer Gefäßveränderungen nach sich. Solche werden auch beim Myxödem häufig beobachtet. Kountz und Hempelmann (25) berichten, daß bei drei Patienten mit Hypertonie, die wegen Herzdekompensation thyreoidektomiert worden waren, im 5.—31. Monat nach der Operation Aortenrupturen auftraten. Die Autoren schließen, daß das Zusammentreffen von Hypertonie und Schilddrüsenunterfunktion die Entstehung degenerativer Gefäßwandprozesse begünstigt und führen die in ihren Fällen beobachteten Aortenrupturen hierauf zurück. Von Blumgart, Bourne (26) und v. Schürer wurden oft Koronarthrombosen und Apoplexien nach totaler Thyreoidektomie beobachtet. Im Rahmen der erwähnten blutchemischen Veränderungen gewinnen derartige Ereignisse am Krankenbett besondere Bedeutung und sollten auf alle Fälle bei der Indikationsstellung berücksichtigt werden, denn es kann keineswegs gleichgültig sein, ob bei einer Herzinsuffizienz auf dem Boden eines Gefäßleidens dasselbe durch eine Thyreoidektomie der Gefahr weiterer Verschlimmerung ausgesetzt wird. Der Anstieg des Blutcholesterins nach totaler Thyreoidektomie kann mehrere 100% betragen, als kritische Grenze für den Beginn eines Myxödems werden etwa 300 mg% angegeben (EGGLESTONE und WEISS (27)). Wenn auch kleinste Mengen von Schilddrüsensubstanz das Blutcholesterin ohne Erhöhung des Grundumsatzes zu senken vermögen, so ist zu bedenken, daß bei Herzkranken, vor allem solchen mit Angina pectoris und dekompensierten Hypertonien erhebliche Gefäßwandschäden vorliegen, bei denen sich schon geringste weitere Belastungen verhängnisvoll auswirken können.

Glaubte man im Anfang, den Gefahren eines Myxödems nach Thyreoidektomie bei Herzkranken durch eine entsprechende Substitutionstherapie mühelos begegnen zu können, so hat die Erfahrung, vor allem amerikanischer Autoren, gelehrt, daß die Anwendung von Schilddrüsenpräpäraten nur mit größter Vorsicht zu geschehen hat. Kranke mit Herzinsuffizienz, insbesondere solche mit Angina pectoris, sind gegen Thyreoidea außerordentlich empfindlich, ihr Zustand kann sich bei unvorsichtiger Darreichung erheblich verschlechtern. Solche Fälle wurden wiederholt beobachtet (Lit s. b. SIEDEK). Die notwendigen Mengen sind in jedem einzelnen Falle sorgfältig auszutasten. In diesem Zusammenhang sei darauf hingewiesen, daß beim Myxödemherz oft Koronarinsuffizienzen und Angina pectoris-Zustände auftreten, und daß es in vielen Fällen von Myxödem nicht mehr gelingt, die Herzstörungen durch Zufuhr von Schilddrüsenpräparaten zu beheben. Das Schlimmste, das einem Herzkranken nach totaler Thyreoidektomie passieren kann, ist demnach das Hinzukommen eines Myxödems, wodurch die günstigen Erwartungen, die man in die Operation gesetzt hatte, in ihr Gegenteil verkehrt werden.

So mag das postoperative Myxödem für viele Mißerfolge verantwortlich gemacht werden, die bei Herzkranken nach totaler Thyreoidektomie beobachtet wurden. So berechtigt an sich die Vorstellung von einer erheblichen Entlastung des Herzens durch Senkung der Kreislaufgrößen (BÖGER und WEZLER, s. o.) war — der Gedankengang ist zu einfach und kann heute nicht mehr als gültig anerkannt werden. Wie erklären sich aber andererseits die vielen und manchmal wirklich verblüffenden Erfolge, die mit dieser Methode bei Herzkranken erreicht wurden?

Der Beantwortung dieser Frage hat die Erörterung noch einer Reihe anderer Ergebnisse vorauszugehen.

Die Grundumsatzsenkung nach der Operation erreichte in Amerika sehr tiefe Werte (bis —47%). Hiermit ging die Entwicklung eines Myxödems in zahlreichen Fällen parallel. In Wien war der Abfall des GU. weniger ausgesprochen (—17 bis —19%), auch kam es hier sehr selten zur Ausbildung von Myxödem. Aber auch die schon vor der Operation in Wien erhobenen GU.-Werte lagen wesentlich höher als in Amerika. Nach SIEDEK hängt dieses divergierende Verhalten möglicherweise mit der großen Anzahl „vegetativer Neurotiker" (vegetativ Stigmatisierter im Sinne v. BERGMANNS) im Wiener Krankengut zusammen, die gerade unter Herzkranken beobachtet werden konnten. Ein fehlender Abfall des GU. nach Operation ist keinesfalls als Zeichen eines Mißerfolges zu werten, da wir bei Herzkranken sehr häufig erhöhte GU.-Werte feststellen (EPPINGER, KISCH und SCHWARZ (28).

An Gefahren der Operation sind zunächst als unmittelbare die Laryngeusschädigung und die Tetanie zu nennen, die sich manchmal auch trotz sorgfältiger Operationstechnik nicht vermeiden lassen. Daß die Tetanie ihrerseits zur Herzschädigung, insbesondere zum Auftreten schwerer Angina pectoris-Anfälle führen kann, ist bekannt. Im Schrifttum wird sehr selten über das Auftreten von Tetanie nach totaler Thyreoidektomie bei Herzkranken berichtet, in den meisten Fällen war sie leichter Art. Als Spätschaden wird bei Männern Impotenz beobachtet (CLARK, v. JAGIČ). Es empfiehlt sich, die Kranken vor der Operation darauf hinzuweisen. Eine Abnahme der geistigen Fähigkeiten nach der Operation wurde nicht festgestellt, im Gegenteil häufig eine Zunahme der geistigen Regsamkeit nach Fortfall oder Besserung der Beschwerden. Bei Kranken mit Zerebralsklerose kann der Eingriff eine erhebliche Verschlechterung derselben bis zu schwerer Demenz bedingen. Wahrscheinlich führt hier die Steigerung des Blutcholesterins zu einem raschen Fortschreiten des Gefäßprozesses (s. o.). Nicht selten wird eine Zunahme der Ödeme nach der Operation beobachtet.

Bemerkenswert ist die von fast allen Autoren festgestellte, meist unmittelbar nach der Operation einsetzende Beruhigung der Kranken, die mit der Dämpfung des vegetativen Nervensystems, d.h. mit einer Senkung des Sympatikustonus nach Fortfall des Thyroxins in Zusammenhang gebracht wird.

Hauptindikationsgebiet für die Thyreoidektomie ist die Angina pectoris. Es ist ein den Kranken wie den Arzt in gleicher Weise beeindruckendes Erlebnis, schon bald nach dem Eingriff Angina pectoris-Anfälle bei organischen Koronarerkrankungen schwinden zu sehen, die vorher jeder Behandlung trotzten (auch eigene Beobachtung). Allerdings ist die Genese der Angina pectoris genau zu berücksichtigen, nicht alle Formen eignen sich für den Eingriff. So stellt die Angina pectoris bei Koronarverschluß (Koronarthrombose) eine Kontraindikation dar. Hierbei sind wohl die vielen Mißerfolge aufgetreten, über die so oft berichtet wird. Nach kurz vorübergehender Besserung starben die Kranken plötzlich. Es handelt sich hier um ein Gefäßleiden, für dessen Fortschreiten ein Myxödem besonders günstige Bedingungen schafft (s. oben). Bei Koronarveränderungen mit Angina pectoris und Zeichen von Herzinsuffizienz werden häufige Besserungen angegeben, und zwar bezüglich des Verschwindens der Beschwerden, nicht aber der Steigerung der Leistungsfähigkeit. Nach SIEDEK (10) sind am günstigsten Fälle von Angina pectoris mit unbeeinflußbaren Anfällen ohne wesentliche Dekompensation. „Hier liegt das Hauptindikationsgebiet der Thyreoidektomie, bei der man bis ans Wunderbare reichende Erfolge sehen kann". Eine eigene Beobachtung eines derartigen Falles bei BÜRGERscher Erkrankung mit Beteiligung der Koronargefäße kann diese Formulierung nur unterstreichen (von ganz geringen gelegentlichen Sensationen abgesehen, bis jetzt über 5 Jahre anfallsfrei). Die Ursache des plötzlichen Aufhörens der Schmerzanfälle nach der Operation ist noch unklar. Eine GU.-Senkung mit Verringerung des Sauerstoffbedürfnisses des Organismus kommt nicht in Frage, da die Schmerzanfälle aufhören, noch ehe der Grundumsatz abgesunken ist. Die Frage muß offen gelassen werden.

Günstiges wird ferner über Anfälle von Asthma cardiale und paroxysmaler Tachykardie bei Herzkranken berichtet, die nach dem Eingriff verschwinden, ebenso Herzrhythmusstörungen anderer Art. SIEDEK (10) berichtet, daß Lungeninfarkte bei Herzklappenfehlern nach Thyreoidektomie nicht mehr zu beobachten waren.

Verschieden ist die Auffassung über die Indikationsstellung bei Klappenfehlern. Während aus Amerika über gute Erfolge berichtet wird, lehnen v. JAGIČ und v. ZIMMERMANN an Hand überzeugender Krankengeschichten die Operation bei Klappenfehlern völlig ab. SIEDEK (10) sah ausgezeichnete Erfolge in einigen Fällen und erwähnt insbesondere Aortenklappenfehler, die wenig oder nur gering dekompensiert waren und wegen unbeeinflußbarer Angina pectoris-Anfälle operiert wurden, während dekompensierte Aortenklappenfehler sehr schlechte Resultate ergaben. Da die Aortenklappeninsuffizienz am besten bei gesteigertem Sympathikotonus (Tachykardie, Hypertonie) arbeitet, die Mitralstenose bei herabgesetztem, wären Mitralklappenfehler viel geeigneter für den Eingriff als die Aortenklappeninsuffizienz.

Bei Myokarditis, überhaupt bei allen nicht abgelaufenen Entzündungen am Herzen, ist die Thyreoidektomie kontraindiziert, ebenso bei Hypertonie, allen fortschreitenden Gefäßprozessen arteriosklerotischer oder luetischer Genese, insbesondere bei Cerebralsklerose (s. oben) sowie bei stärkerer Adipositas (BOURNE), die ja durch ein Myxödem noch verschlimmert würde. Auch die maligne Nephrosklerose wird als Gegenanzeige angeführt.

Wenn wir uns nun der Frage nach der Ursache der Erfolge der Thyreoidektomie bei Herzkranken zuwenden, so ist an die oben gemachte Bemerkung über die Dämpfung des vegetativen, insbesondere des sympathischen Nervensystems durch den Fortfall der Schilddrüse anzuknüpfen. SIEDEK (5) nimmt mit v. JAGIČ, SCHERF, LEVINE und EPPINGER an, daß hierin die Hauptursache der günstigen Wirkung zu suchen ist und betont, daß bei der verschiedenen Reaktionslage des Systems bei den einzelnen Patienten vor der Operation sich der Eingriff auch verschieden auswirke. Als Beweis für diese Auffassung führt er an, daß am besten Angina pectoris und Asthma cardiale zu beseitigen sind, beides Zustände, die in der Mehrzahl der Fälle von einem „Sympatikussturm" ausgelöst werden. Außerdem wirkt nach SIEDEK der Ausfall der Schilddrüse, die eine gewisse Rolle im allergischen Geschehen spielt, dämpfend auf das Fortschreiten allergisch bedingter Entzündungsprozesse am Herz und am Gefäßsystem.

1942 wurden von MARKL und POLZER (29) diese Gedankengänge aufgegriffen und unter Heranziehung zahlreicher klinischer und experimenteller Erfahrungen der vergangenen Jahre die Stellung der Schilddrüse im vegetativen System und ihre Bedeutung für den Kreislauf, vor allem für das pathologisch-physiologische Geschehen bei der Herzinsuffizienz, herausgearbeitet. „Dem hauptwirksamen Hormon der Schilddrüse, dem Thyroxin, ist einerseits eine zentrale, nicht dauernd aktive und andererseits eine peripher nutritive, das heißt chemisch-katalytische, immer sympathikotrope Wirkung eigen. Der katalytische Effekt wirkt sich bei der Thyreotoxikose auf Herz und Kreislauf anatomisch und funktionell krankhaft aus." Die Autoren betonen, daß, unter Berücksichtigung der Kreislaufgrößen bei der Herzinsuffizienz, der Organismus den Versuch mache, regulatorisch durch Steigerung des Sympathikotonus in den veränderten Stoffwechsel und das hämodynamische Geschehen einzugreifen. So stellt die Steigerung des Sympathikotonus bei der Herzschwäche eine Kompensationsmaßnahme dar und ist entsprechend zu werten. Delius (30) spricht von einer sympathikotonen Notstandssteuerung. Sie wird von der anpassungsfähigen und nicht dauernd gesteigert tätigen Schilddrüse gesteuert. „Die ohne Rücksicht auf Kreislauf und Stoffwechsellage sich dauernd übersteigernde Schilddrüsenfunktion macht aus einem Regulationsversuch eine schwere Komplikation des Herzleidens." Nur solche Fälle sind für die Thyreoidektomie geeignet. Es hängt von der Beobachtungsgabe des Arztes ab, das als krankhaft zu wertende Überschießen der Reaktion zu erkennen. Je mehr der Patient schon vor der Operation Zeichen vegetativer Stigmatisation aufweist (nach v. Bergmann ist der Thyroxingehalt des Blutes bei vegetativ Stigmatisierten infolge Steigerung des Sympathikotonus erhöht, so daß die Reid-Huntsche Reaktion mit Serum positiv ausfällt), um so eher wird in der Dekompensation das Bild gesteigerter Sympathikotonie auftreten. So können „an sich leichte Herzleiden durch eine scheinbar geringfügige primäre Thyreotoxikose rasch und oft schwerwiegend in Erscheinung treten. Die Überfunktion der Schilddrüse führt zur Demaskierung des Herzschadens, da unter erhöhter Leistung (bei Herzinsuffizienz) die Empfindlichkeit des Herzmuskels gegenüber der schädigenden Wirkung des Thyroxins gesteigert ist". Unter diesen Gesichtspunkten haben die Verfasser die Thyreoidektomie an Herzkranken durchführen lassen und die Operationssterblichkeit bei vier Indikationsgruppen herausgestellt:

1. Strumen ohne Hyperthyreose, bei denen rein mechanische Beschwerden die Operation veranlaßten (53 Fälle; 1 Todesfall).
2. Hyperthyreosen verschiedenen Grades mit und ohne thyreotoxische Herz-Kreislaufschäden (75 Fälle; 1 Todesfall).
3. Herzkranke, die wegen kardialer Beschwerden den Arzt aufsuchten und deren latenter Herzschaden durch eine Hyperthyreose manifestiert wurde (33 Fälle; kein Todesfall).
4. Jahrelang bestehende organische Herzleiden, die wegen Versagens interner Therapie der Thyreoidektomie zugeführt wurden (22 Fälle; 2 Todesfälle).

Eine strenge Einordnung in die Gruppen 3 und 4 war manchmal schwierig. Die Operationssterblichkeit beträgt nur rund 2% und ist am geringsten bzw. fehlt in Gruppe 2 und 3. Das Ergebnis spricht für die Richtigkeit der vorausgehenden Überlegungen. Über das weitere Schicksal der Kranken nach der Operation wird keine Mitteilung gemacht. Die günstigen Auswirkungen auf den Zustand der Kranken, die von früheren Autoren erhoben wurden, werden bestätigt, insbesondere das Verschwinden von Rhythmusstörungen und die rasche Ausschwemmung von Haut- und Höhlenhydrops in Fällen, die vorher jeder Behandlung getrotzt hatten. Besonders erwähnenswert ist der Fall einer Patientin mit schwerer Mitralstenose (gehäuftes Lungenödem) und deutlichen Zeichen vegetativer Stigmatisation, bei der die Thyreoidektomie als ultima ratio mit bestem Erfolg durchgeführt wurde, während v. Jagič und v. Zimmermann noch 1939 feststellten: „Ist die Thyreoidektomie die ultima ratio der Behandlung schwerer chronischer Dekompensationserscheinungen, so versagt sie". Der bekannte Rückgang des Digitalisbedarfs Herzkranker nach Schilddrüsenoperation wird ebenfalls betont und auf die Feststellung von

Gremels (31) verwiesen, wonach die Digitalisempfindlichkeit eines Herzens von seiner vegetativen Ausgangslage abhängt, sie steigt mit Zunahme des Vagustonus und sinkt mit steigendem Sympathikotonus.

Die Frage der totalen oder subtotalen Resektion wird zugunsten der subtotalen entschieden (Zurücklassen eines dattelkerngroßen Parenchymstückes beiderseits). „Der Standpunkt ergibt sich folgerichtig aus unserer Anzeigenstellung zur Operation, die der Schilddrüse eine unbedingt notwendige kreislaufregulatorische Aufgabe zuerkennt und das Rezidiv weniger fürchtet als die ungünstigste Form der kombinierten Herz- und Schilddrüsenerkrankung, das schon primär dekompensierte postoperative Myxödemherz, das die denkbar schlechtesten Operationsresultate ergibt." Die Indikationsstellung der Verff. zur Operation deckt sich mit der früherer Autoren (s. oben) und wird nur dahin ergänzt, daß die besten Resultate an Herzkranken bei gleichzeitig bestehender Hyperthyreose resp. vegetativer Stigmatisation erzielt werden. Die Notwendigkeit einer von Chirurgen und Internisten Hand in Hand vorgenommenen sorgfältigen Schilddrüsen- und Herz-Kreislaufvorbehandlung vor der Operation wird besonders betont.

So gelangte die Frage der Thyreoidektomie Herzkranker durch Markl und Polzer auf eine andere Ebene und ist durch die wesentlich präzisere und besser begründete Indikationsstellung vorläufig zu einem gewissen Abschluß gekommen. Auf dieser Grundlage müssen neue Erfahrungen an einem möglichst umfangreichen Krankengut unter besonderer Berücksichtigung einer Erfolgsstatistik, die bisher noch fehlt, gewonnen werden. Auch ist zu prüfen, ob einige der postoperativen Spätschäden (Zunahme der Ödeme, Impotenz) unter der neuen Indikationsstellung nicht vermieden resp. verringert werden können.

Am Schluß seien noch einige Beobachtungen der experimentellen Pathophysiologie angeführt, die mit unserem Problem in unmittelbarer Beziehung stehen und die am Krankenbett gesammelten Erfahrungen eindrucksvoll ergänzen.

Der schädigende Einfluß des Thyroxins auf den Herzmuskel wird durch die Untersuchungen Abderhaldens u. a. (32) erwiesen, wonach unter Thyroxineinwirkung der Glykogengehalt des Herzens absinkt. Die besondere Thyroxinempfindlichkeit des Herzens ergibt sich daraus, daß die Glykogenabnahme des Herzmuskels unter Thyroxin die des Skelettmuskels wesentlich übertrifft. Schumann (33) stellte im Tierversuch fest, daß das vermehrt arbeitende Herz gegen die Thyroxinwirkung auf seinen Energiestoffwechsel wesentlich empfindlicher ist als bei normaler Tätigkeit. Dies entspricht der Formulierung Markls und Polzers von der Demaskierung eines latenten Herzschadens durch eine, oft nur geringfügige, Hyperthyreose.

Gollwitzer-Meier und Krüger (34) fanden in Untersuchungen über den Einfluß der Herznerven auf den Gaswechsel des Warmblüterherzens, daß Vagusreizung den Sauerstoffverbrauch des Herzens verringert und den Wirkungsgrad der Herzarbeit steigert, während bei Sympathikusreizung die Verhältnisse umgekehrt liegen. In beiden Fällen tritt eine spezifische, das Maß der Oxydationen beeinflussende Wirkung auf, die von der Frequenz unabhängig ist. Nach Gremels ist der Bestand an Energiereserven des Herzmuskels vom Vagus — über eine von ihm gesteuerte assimilatorische Insulinfunktion — abhängig. Jede Herzinsuffizienz beginnt mit einer Störung im Energiehaushalt des Herzmuskels (energetische Insuffizienz), die durch Nachlassen der Vagusinsulinfunktion zu einer Zuckerassimilationshemmung,

Verminderung der Energiereserven und einer krankhaften Steigerung des O_2-Verbrauchs mit allen seinen Folgen führt. Hier setzt nun die Wirkung der Herzglykoside ein, die durch Steigerung der Vaguswirkung das gestörte Stoffwechselgleichgewicht wieder herzustellen strebt (Sauerstoffsparwirkung der Herzglykoside). So wird verständlich, daß bei der thyreotoxischen Herzmuskelschädigung infolge krankhaft gesteigertem Sympathikotonus die Wirkung der Herzglykoside nur eine bedingte ist, ebenso wie nach Ausschaltung desselben der Digitalisbedarf kranker Herzen wesentlich absinkt.

Demnach bestätigen tierexperimentelle Untersuchungen die am Krankenbett erhobenen Beobachtungen über die Bedeutung eines gesteigerten Sympathikotonus für das Zustandekommen einer Herzinsuffiziens und über den günstigen Einfluß seiner Enthemmung durch Fortfall resp. Herabsetzung der Thyroxinwirkung.

Anhangsweise sei auf die Versuche hingewiesen, bei Patienten mit Ernährungsstörungen des Herzmuskels infolge von Koronarerkrankungen durch Überpflanzung gestielter Lappen anderer Organe auf das Herz einen Kollateralkreislauf herzustellen und damit die Durchblutung dieses Organs zu verbessern. O'Shaugnessy (35), Landes und Mohr (36) transplantierten Netz (Omento-cardiopexie), Beck (37) verpflanzte gestielte Pektoralislappen, wodurch Besserung oder Beseitigung des Krankheitszustandes erreicht wurde. Lezius (38) gelang es im Tierversuch, durch Transplantation von Lunge auf das Herz (Pneumocardiopexie) erhebliche Durchblutungsverbesserungen zu erzielen; Erfahrungen am Menschen scheinen mit diesem Verfahren bisher nicht vorzuliegen. Bei allen diesen Methoden benötigt natürlich die Entwicklung eines Kollateralkreislaufs längere Zeit, während die entlastende Wirkung der Thyreodektomie auf das kranke Herz, wie immer wieder betont wird und wie wir uns selbst überzeugen konnten, stets schlagartig, noch während der Otaperion, einsetzt.

Endlich seien die Bemühungen erwähnt, durch Thiouracilgaben die Thyreoidektomie bei Herzkranken zu ersetzen (Baur (39), Fisher und Zuckermann (40), Kienle (41), Raab (42), Schönewald (43), Sniehotta (44) u. a.). In einem großen Teil der Fälle wurden Erfolge erzielt. Ein weiteres Eingehen auf diese Arbeiten würde den Rahmen der vorliegenden Abhandlung weit übersteigen, sie müssen im Original nachgelesen werden. Besonders sei auf die 1949 erschienene Zusammenstellung von Raab verwiesen, der eingehend auf die theoretischen und experimentellen Grundlagen eingeht und über 84 derartig behandelter Fälle berichtet.

Zusammenfassung

Die Thyreoidektomie stellt in subtotaler Form eine wesentliche Bereicherung unserer bisherigen Maßnahmen zur Behandlung Herzkranker dar. Der Eingriff kommt in Frage für therapieresistente Fälle, die vegetative Stigmatisation bzw. einen gesteigerten Sympathikotonus aufweisen, insbesondere für durch eine Hyperthyreose komplizierte Herzerkrankungen. Überraschende Besserungen werden bei Angina-pectoris-Patienten mit unbeeinflußbaren Anfällen ohne wesentliche Dekompensationszeichen beobachtet. Kontraindiziert ist der Eingriff bei Myokarditis, Hypertonie, allen fortschreitenden Gefäßprozessen arteriosklerotischer oder luetischer Genese, insbesondere auch Zerebralsklerose, bei Nephrosklerose und Adipositas.

Von den Klappenfehlern ergibt der Eingriff bei Mitralstenose manchmal gute Resultate; die Aortenklappeninsuffizienz ist ungeeignet. Die organische Herzschädigung als solche wird durch die Operation nicht gebessert, wohl aber das Herz durch Umstellung der vegetativen Tonuslage zugunsten des Vagus energetisch entlastet.

Literatur

1) Fr. v. Müller, D. Arch. klin. Med. 51; 43, 335 (1938).
2) v. Schürer, Wien, klin. Wschr. 1938, 1009.
3) Levine and Sturgis, Boston med. J. 190, 233 (1924). Levine and Walker, New England J. Med. 201, 1021 (1929). Levine and Ernestine, Jacobson, Arch. int Med. 45, 161 (1930). Levine, Cutler and Eppinger, New England J. Med. 209, 637, (1933). Levine, and Eppinger, Amer. Heart J. 10, 736 (1935).
4) Blumgart, J. clin. Invest. (Am.) 5, 343 (1928). Blumgart, Gargill and Gilligan, J. clin. Invest.9, 91 (1930). Blumgart, Levine and Berlin, Arch. int. Med. (Am.) 51, 866 (1933). Blumgart, Risemann, Davis and Berlin, ibid. 52, 165 (1933). Blumgart, Egglestone and Weiss, Amer. J. med. Sci. 189, 727 (1935). Blumgart, Levine, Davis, Risemann and Weinstein, J. Amer. med. Ass. 104, 17 (1935). Blumgart, New England J. Med. 214, 712 (1936).
5) Siedek, Ergebnisse Inn. Med. u. Kinderheilkunde 59, 1 (1940).
6) Sikemeier, Nederl. Tijdschr. Geneesk. 1939, 4846; Ref. Kongreß Z. Blatt f. d. ges. Inn. Med. 103, 41 (1940).
7) Mandl, Wiener klin. Wschr. 1936, 1453; 1937, 1300. Mandl u. Singer, ibid. 1936, 1355.
8) v. Jagic u. v. Zimmermann, Münch. med. Wschr. 1939, 201 u. 245.
9) Scherf, Med. Klinik 1937, 1126.
10) Siedek, Dtsch. med. Wschr. 1939, 1225. Siedek, Wien. klin. Wschr. 1940, 147. Siedek u. Matiseck, Z. klin. Med. 137, 358 (1940).
11) Cutler and Hoerr, Ann. Surg. 113, 245 (1941).
12) Böger u. Wezler, Z. exper. Med. 1937, 102.
13) Means, J. Amer. med. Assoc. 104, 24 (1935). Means, White and Krantz, Boston med. J. 165, 455 (1926).
14) Clairborne and Hurxtal, New England J. med. 216, 411 (1937).
15) Winkelbauer, Arch. f. klin. Chir. 193, 715 (1938).
16) Parsons, Kendrick, Purks, Ann. Surg. 105, 722 (1937).
17) Clark, Means and Sprague, New England J. med. 214, 277 (1936).
18) Philipps and Milliken, Amer. J. Surg. 43, 125 (1937).
19) Cohen, New England J. med. 215, 1 (1936).
20) Feasby, Amer. Heart J. 19, 749 (1940). Garcin, J. Lenègre, J.-J. Welti et J. Salet, Bull. Soc. méd. Hôp., Paris 111. s. 58, 146 (1942); Arch. Mal. Coeur. 35, 83 (1942). Pasteur-Vallery-Radot, J. Lenègreet J.-J. Welti Ibid s. 59, 18 u. 20 (1943); Presse méd. 1943 1 210.

21) FLEISCHMANN, SHUMAKER, WILKINS, Amer. J. Phsiol. (131, 317 1940).
22) CHAIKOFF ENTEMANN REICHERT Endokrinologie 28, 797 (1941).
23) Bologna, Clin. med. ital. 72, 237 (1941.
24) HURXTAL, Arch. int. Med. 52, 86 (1933).
25) KOUNTZ and HEMPELMANN, Amer. Heart J. 20, 599 (1940).
26) BOURNE, Lancet 1938 1, 816.
27) EGGLESTONE and WEISS, Amer. J. med. Sci. 189, 727 (1935).
28) EPPINGER, KISCH und SCHWARZ, Das Versagen des Kreislaufs, Berlin, Springer 1927.
29) MARKL und POLZER, Mitt. Grenzgeb. Med. u. Chir. 46, 429 (1942/43).
30) DELIUS, Kli. Wschr. 27, 110 (1949).
31) GREMELS, Naunyn-Schmiedebergs Arch. 169, 689 (1933); 182, 1 (1936); 188, 1 (1938); 194, 629,(1940). GREMELS, Verhandl. d. Dtsch. Ges. Kreislaufforschung 12, 318 (1939).
32) ABDERHALDEN, Z. exper. Med. 72, 472 (1930). Lit. s. b. SCHUMANN, Ergebn. Inn. Med. u. Kinderheilk. 62, 869 (1942).
33) SCHUMANN, Z. exper. Med. 105, 577 (1939).
34) GOLLWITZER-MEIER und KRÜGER, Pflügers Arch. 240, 89 (1938).
35) O'SHAUGNESSY, Lancet, 23. 1. 1937, S. 185.
36) LANDES u. MOHR, Münch. Med. Wschr. 1941, 355.
37) BECK (vgl. FREY, Die Chirurgie des Herzens, N. deutsch. Chir. Bd. 61, Schrifttum)
38) LEZIUS, Arch. klin. Chirurgie, 189, 342 (1937).
39) BAUR, Therapie d. Gegenwart 1940, Heft 10.
40) FISHER u. ZUCKERMANN, J. Michigan med. Soc. 1947, 46: 1059, ref. J. amer. med. Ass. 13 (1947), 15: 1033.
41) KIENLE, Med. Mschr. Nov. 1947.
42) RAAB, Lancet 252 (1947), 6455: 683. Wiener Z. inn. Med. 30, 257 (1949)
RAAB u. SCHÖNBRUNNER, Z. klin. Med. 136 (1939).
43) SCHOENEWALD, Brit. Med. J. 1948, 251.
44) SNIEHOTTA, Deutsche Med. Wschr. 74, 340 (1949).

Personen- und Sachregister

CHIRURGIE IN EINZELDARSTELLUNGEN

Monographien über aktuelle Fragen der Chirurgie

Herausgegeben von Professor Dr. Paul Rostock, Bayreuth

Band 4: WERNER BLOCK

DIE DURCHBLUTUNGSSTÖRUNGEN DER GLIEDMASSEN

Groß-Oktav. Mit 104 zum Teil farbigen Abbildungen. 298 Seiten. 1951. Ganzleinen DM 38,—

„Es ist dem Verfasser auch durchaus gelungen, zu begründen, daß die Mehrzahl der zu Durchblutungsstörungen an den Gliedmaßen führenden Krankheiten nachweislich durch eine chirurgisch in geeigneten Fällen sehr gut beeinflußbare Erkrankung des vegetativen und zwar besonders des sympathischen Nervensystems gekennzeichnet ist . . . Die eigenen Erfahrungen des Verfassers an einem großen klinischen Krankengute und die Verarbeitung einer großen Literatur ließen eine ausgezeichnete, kritische und sorgfältige Darstellung entstehen . . . Ausgezeichnete Abbildungen veranschaulichen vieles, was im Text in klarer und kritischer Weise dargestellt wurde . . . Das Werk ist nicht nur für den Chirurgen von großem Wert, sondern auch für jeden wissenschaftlich interessierten und allgemein tätigen Arzt aus der Praxis und für die Praxis geschrieben." Äztliche Praxis.

Band 14: HEINZ FLÖRCKEN

DIE CHIRURGIE DER SCHILDDRÜSE

Groß-Oktav. Mit 61 Abbildungen. Etwa 96 Seiten. 1951. In Vorbereitung

Das Operieren an der Schilddrüse erfordert eine besonders hohe anatomische Überlegenheit und oft rascheste Entschlußfähigkeit. Der Verfasser des Buches beabsichtigt, seine eingehenden Erfahrungen auf diesem Gebiet der medizinischen Wissenschaft zugänglich zu machen. Er baut damit fast ausschließlich auf eigener Praxis auf.

Band 21: FELIX JAEGER

DER BANDSCHEIBENVORFALL

(Die Nucleus-pulposus-Hernie, die Discus-Hernie)

Groß-Oktav. Mit 66 Abbildungen. VIII, 143 Seiten. 1951. In Vorbereitung

Obwohl das Krankheitsbild des Bandscheibenvorfalls immer mehr bekannt geworden ist, ist doch seine Diagnostik noch nicht so geklärt, daß sie in jedem Falle möglich oder leicht gemacht ist. Außerdem ist die Kenntnis des Bandscheibenprolapses noch längst nicht so Allgemeingut der Ärzteschaft geworden, wie es notwendig wäre. In dem vorliegenden Buch wird daher das Krankheitsbild der Nucleus-pulposus-Hernie einmal im Zusammenhang geschildert, die im Schrifttum niedergelegten Anschauungen gesichtet und gewertet und eine Schilderung der Erkrankung auf Grund eigener Erfahrungen des Verfassers gegeben.

WALTER DE GRUYTER & CO., BERLIN W 35

Band 22: GERHART JORNS

ARTERIELLE THERAPIE

Groß-Oktav. Mit 17 Abbildungen. VII, 139 Seiten. 1950.
Ganzleinen DM 14,—

Seit 25 Jahren beschäftigt sich der Verfasser eingehend mit Heilmittel-Einspritzungen in Hauptschlagadern des Körpers, mit denen allgemeine örtliche und therapeutische Ziele verfolgt werden. Er erörtert alle mit der „arteriellen Therapie" zusammenhängenden theoretischen und praktischen Fragen. Eine solche zusammenfassende Darstellung hat sich schon seit langem als notwendig erwiesen.

Band 23: GERHART JORNS

DIE CHIRURGIE DES PANKREAS

Groß-Oktav. Etwa 40 Abbildungen. Etwa 200 Seiten. In Vorbereitung

In den letzten Jahrzehnten hat sich die Forschung auf dem Gebiete der Pankreaschirurgie erheblich weiterentwickelt. Hierüber gibt der Verfasser in seinem Buch eine kurze, aber umfassende Übersicht. Er zeigt, wie sich nach einer weitgehenden Klärung der außersekretorischen Arbeit der Bauchspeicheldrüsen sowie deren krankhaften Störungen in neuester Zeit das Interesse immer mehr den innersekretorischen Leistungen der Bauchspeicheldrüse und deren chirurgischen Beeinflussung beim Hyper- und Hypoinsulinismus zugewandt hat. Das Werk wird damit dem neuesten Stand der Pankreaschirurgie gerecht,

Band 26: ERNST KÖNIG

DIE CHIRURGIE DER SPEICHELDRÜSEN

Groß-Oktav. Mit 44 Abbildungen. VIII, 123 Seiten. 1951.
Ganzleinen DM 12,—

Das Buch zeigt eine Reihe wichtiger Krankheitsbilder der Speicheldrüsen. Die praktisch klinischen Gegebenheiten sind in den Vordergrund gerückt, die wissenschaftlichen Grundlagen mehr zur Unterbauung der Klinik herangezogen.

Band 34: FRIEDRICH MICHELSSON

DIE AKTIVE BEHANDLUNG DER LUNGENTUBERKULOSE

Groß-Oktav. Mit etwa 130 Abbildungen. Etwa 350 Seiten.
Ganzleinen etwa DM 35,—. In Vorbereitung

Bei der Bekämpfung der Lungentuberkulose kommt es vor allem darauf an, daß das richtige Mittel zur richtigen Zeit eingesetzt wird. Darum widmet sich das vorliegende Buch eingehend den einzelnen Behandlungsmethoden. Es wird für jeden Lungenfacharzt ein wertvoller Ratgeber bei den zu ergreifenden therapeutischen Maßnahmen sein und vor allem bei dem Chirurgen besonderes Interesse für dieses Gebiet erwecken.

WALTER DE GRUYTER & CO., BERLIN W 35

Band 39: REINHARD PERWITZSCHKY

DIE WIEDERHERSTELLUNGSCHIRURGIE DES GESICHTS

Groß-Oktav. Mit 176 Bildreihen. XII, 228 Seiten. 1951.
Ganzleinen DM 34,—

Gesichts- und Kieferoperationen erfordern neben den anatomischen und physiologischen Kenntnissen eine gute operative Schulung und Geschicklichkeit, neben dem Einfühlungsvermögen in die Psyche des Verwundeten einen starken Grad von Wendigkeit und ein künstlerisches Formgefühl. Dies alles zu vermitteln, soll die Aufgabe dieses Buches sein. Der Verfasser stützt sich darin auf seine eigenen Erfahrungen, die er an dem großen Verwundetengut des 2. Weltkrieges gemacht hat.

Band 40: PAUL ROSTOCK

TETANUS

Groß-Oktav. Mit 18 Abbildungen. 151 Seiten. 1950.
Ganzleinen DM 12,50

„Die Monographie ist eine kurzgefaßte Abhandlung von all dem, was der praktische Arzt und Chirurg über den Tetanus wissen soll. Die gut gegliederte Darstellung wird durch ausgezeichnetes Bild- und recht umfangreiches statistisches Material sehr belebt. Neben einem geschichtlichen Abriß ist der Bakteriologie und Serologie ein breiter Raum eingeräumt, was gerade bei dieser Erkrankung sehr zum Verständnis beiträgt, ohne daß die Besprechung der Therapie zu kurz käme.“ Ärztliche Praxis, III/10, 1951.

Band 41: PAUL ROSTOCK

DIE WUNDE

Groß-Oktav. Mit 35 Abbildungen. XII, 368 Seiten. 1950.
Ganzleinen DM 28,—

„Besonders wertvoll scheint uns das Kapitel, das den mannigfaltigen Beziehungen und Wechselwirkungen zwischen Körperzustand und Wunde gewidmet ist.“ Praxis, Bern.

„Besonders ausführlich und übersichtlich sind die Kapitel über Wundinfektionen und ihre Behandlung sowie über Desinfektion mit allen praktischen Auswirkungen für die Chirurgie . . . Bei allen Kapiteln hat man das Gefühl, daß in besonders gründlicher und überlegterArbeit alle Möglichkeiten erschöpft wurden . . . Medizinische Monatsschrift.

Band 44: ERICH SONNTAG

KRAMPFADERN

Einschließlich Ekzem, Beingeschwür, Venenentzündung und Elephantiasis
Groß-Oktav. Mit 42 Abbildungen. VII, 76 Seiten. 1950.
Ganzleinen DM 7,50

Das sehr verbreitete Krampfaderleiden mit seinen verschiedenen Folgekrankheiten beansprucht schon immer das Interesse des Praktikers. Obwohl in manchen Fällen eine Krankenhausbehandlung oder sogar Operationen nicht zu vermeiden sind, gelingt es meistens doch dem Praktiker, das Leiden durch Einspritzung geeigneter Heilmittel erfolgreich zu behandeln.

Band 46: HELGE SJÖVALL

DIE CHIRURGIE DER POLIOMYELITIS

Groß-Oktav. Mit 52 Abbildungen. VIII, 98 Seiten. 1951.
Ganzleinen DM 13,80

„Nach einem kurzen allgemeinen Teil werden kurz und klar einzelne Operationsmethoden für die verschiedenen Gelenke und die Wirbelsäule bei Poliomyelitikern aufgeführt. Die Auswahl ist gut getroffen und anschaulich illustriert. Ein erfreulicher bon sens kommt bei der zurückhaltenden Besprechung von Verlängerungsosteotomien zum Ausdruck." Praxis, Bern.

Band 48: THEODOR SCHULTHEIS

DER UNFREIWILLIGE HARNABGANG

Diagnose, Klinik und Therapie der Harninkontinenz
Groß-Oktav. Mit 46 Abbildungen. VIII, 109 Seiten. 1951.
Ganzleinen DM 12,—.

Das vorliegende Werk ist die Frucht langjähriger wissenschaftlicher und klinischer Beschäftigung mit urologischen Fragen. Durch sorgfältige und kritische Auswertung von Untersuchungsergebnissen an zahlreichen Kranken sind die neuen Erkenntnisse und Vorstellungen des Verfassers gewachsen. Das Buch bringt damit einen wesentlichen Fortschritt für das Verständnis des unfreiwilligen Harnabganges und ist daher für die wissenschaftliche und praktische Medizin von großer Bedeutung.

Band 50: RUDOLF STICH

DER DARMVERSCHLUSS UND SONSTIGE WEGSTÖRUNGEN DES DARMES

Groß-Oktav. Mit 66 Abbildungen. Etwa 200 Seiten. 1951.
Ganzleinen DM 16,80.

Seit der Veröffentlichung der grundlegenden deutschen Werke über den Darmverschluß sind Jahrzehnte vergangen. Manches, was vorher unklar war, hat sich seitdem klären lassen. Neue Fragen sind aufgetaucht, neue Hilfsmittel gefunden, um den Kampf mit dieser gefährlichen Krankheit zu bestehen. Alle neuen Erkenntnisse und Erfahrungen über den Darmverschluß hat der Verfasser in dem vorliegenden Werk eingehend erörtert. Das Buch dient vorwiegend praktischen Zwecken und wird gerade auch dem weniger erfahrenen Arzt und Chirurgen wesentliche Kenntnisse auf diesem Gebiet vermitteln.

Band 53: KARL VOGELER

DIE CHIRURGIE DER HERNIEN

Groß-Oktav. Mit 102 Abbildungen. Etwa 139 Seiten. 1951.

Die Lehre von den Hernien wurde in den letzten Jahren immer ausgefeilter und das Urteil über die Eingriffe immer fester und sicherer. Trotzdem herrscht noch heute über die wichtigsten Fragen keine Einigkeit unter den Chirurgen. So gehört auch das Gebiet der Hernien zu den medizinischen Themen, die noch in keiner Weise abgeschlossen sind, sondern immer wieder nach einem gewissen Zeitraum neu bearbeitet werden müssen. Wie die Hernienlehre der Gegenwart gesehen wird, will das vorliegende Buch erstellen.

FSC
www.fsc.org
MIX
Papier | Fördert gute Waldnutzung
FSC® C083411

Zeitfracht Medien GmbH
Ferdinand-Jühlke-Straße 7
99095 Erfurt, Deutschland
produktsicherheit@kolibri360.de